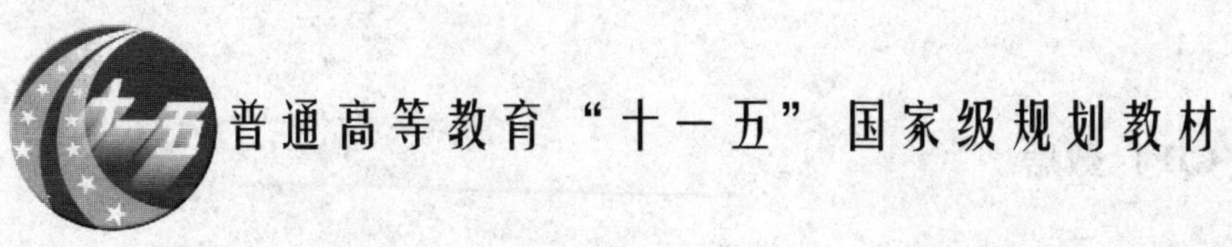

普通高等教育“十一五”国家级规划教材

中药炮制学实验

（供中医药类专业用）

主　编　吴　皓（南京中医药大学）
　　　　蔡宝昌（南京中医药大学）
副主编　孙立立（山东省中医药研究院）
　　　　李　飞（北京中医药大学）
　　　　吴纯洁（成都中医药大学）

中国中医药出版社
·北　京·

图书在版编目（CIP）数据

中药炮制学实验/吴皓，蔡宝昌主编．—北京：中国中医药出版社，2010.4（2015.4 重印）
ISBN 978－7－80231－910－3

Ⅰ．①中…　Ⅱ．①吴…②蔡…　Ⅲ．①中药炮制学—实验—高等学校—教材　Ⅳ．①R283－33

中国版本图书馆 CIP 数据核字（2010）第 034599 号

中国中医药出版社出版
北京市朝阳区北三环东路 28 号易亨大厦 16 层
邮政编码　100013
传真　010 64405750
北京时代华都印刷厂印刷
各地新华书店经销
*
开本　850×1168　1/16　印张　7.75　字数　171 千字
2010 年 4 月第 1 版　2015 年 4 月第 3 次印刷
书　号　ISBN 978-7-80231-910-3
*
定价　12.00 元
网址　www.cptcm.com

如有印装质量问题请与本社出版部调换

社长热线　010 64405720
读者服务部电话　010 64065415　010 84042153
书店网址　csln.net/qksd/

普通高等教育“十一五”国家级规划教材

《中药炮制学实验》编委会

主　　编　吴　皓（南京中医药大学）
　　　　　蔡宝昌（南京中医药大学）

副 主 编　孙立立（山东省中医药研究院）
　　　　　李　飞（北京中医药大学）
　　　　　吴纯洁（成都中医药大学）

编　　委　（按姓氏笔画排序）
　　　　　王秋红（黑龙江中医药大学）
　　　　　吕文海（山东中医药大学）
　　　　　李　祥（南京中医药大学）
　　　　　李　玮（贵阳中医学院）
　　　　　李景丽（陕西中医学院）
　　　　　杨梓懿（湖南中医药大学）
　　　　　肖杰明（杭州春江自动化研究所）
　　　　　吴纯洁（成都中医药大学）
　　　　　陈　康（广州中医药大学）
　　　　　陆兔林（南京中医药大学）
　　　　　张　云（浙江中医药大学）
　　　　　张振凌（河南中医学院）
　　　　　钟凌云（江西中医学院）
　　　　　修彦凤（上海中医药大学）
　　　　　覃　葆（广西中医学院）
　　　　　窦志英（天津中医药大学）

学术秘书　李俊松（南京中医药大学）
　　　　　李　林（南京中医药大学）

编写说明

本教材是普通高等教育“十一五”国家级规划教材《中药炮制学》的配套实验教材。本教材根据教育部关于普通高等教育与教材改革的意见精神以及《中药炮制学》教材的教学大纲，按照国家对于培养创新性人才的要求，根据南京中医药大学、广州中医药大学、北京中医药大学、山东中医药大学、黑龙江中医药大学、上海中医药大学、成都中医药大学、山东省中医药研究院、江西中医学院、河南中医学院、广西中医学院等17所中医院校和科研院所的中药炮制教学和科研情况，以及国家“十五”攻关课题和“十一五”科技支撑计划中药炮制的相关课题研究资料编写而成。

全书分为总论和各论两部分。总论部分主要包括中药炮制实验通则、中药炮制辅料与质量要求、传统中药炮制工具设备、现代中药炮制生产设备。各论部分为配合中药炮制学理论教学而设立的综合性验证实验。本实验教材与其他实验教材相比，不仅实验的数量有所增加，而且实验的内容更加体现了传统炮制技术与现代实验研究的有机结合，所收录的与饮片生产企业相关的实验可以作为学生进行实习的参考资料。各中医药院校或医药企事业单位可以根据教学需要、实验条件等具体情况选择其中的实验作为教学或培训的内容使用。

本书的总论部分由王秋红、吴皓、肖杰明编写；各论中炒法、加固体辅料炒法以及相关的实验由吕文海、吴纯洁、覃葆、蔡宝昌、张振凌编写；炙法以及相关的实验由李飞、窦志英、钟凌云、李景丽编写；煅法以及相关的实验由李玮、李祥、李俊松编写；蒸法、煮法、燀法以及相关的实验由陆兔林、李林、李祥、李俊松编写；复制法以及相关的实验由吴皓编写；发芽法、发酵法以及相关的实验由王秋红编写；煨法、烘焙法、干馏法、提净法、制霜法以及相关的实验由陈康编写；中药炮制研究实验设计由张振凌编写；中药饮片企业考察实习由张云编写。吴皓、孙立立、李飞负责统稿。

鉴于编者学识所限，难免有不妥或疏漏之处，请相关单位和个人在使用过程中能够提出宝贵意见，以便再版时修订完善。

《中药炮制学实验》编委会

2010年2月

目　录

总 论

中药炮制学实验是中药炮制学教学过程中的重要环节，是学生或技术人员学习、实践并掌握中药炮制技术、工艺以及现代中药炮制研究的必需阶段，同时也是中药炮制学理论联系实际的重要途径。通过中药炮制学实验的具体实践，使学生掌握中药炮制的基本方法和基本技能，熟悉传统中药炮制的工艺技术和操作方法，加深对中药炮制理论的理解，培养学生求真务实的工作作风和独立分析问题、解决问题的能力。为传承、创新、发展中药炮制学打下坚实的基础。

一、中药炮制学实验通则

中药炮制学实验具有涉及面广，综合性强，知识点多等特点。传统炮制技术的验证性实验中每一步均蕴含着炮制操作技巧，现代综合性实验又充分融合了各种专业基础知识和方法。只有将传统炮制工艺与现代科学技术很好的结合，才能揭示炮制科学内涵，真正掌握好中药炮制学的方法和技术。

（一）中药炮制学实验目的

1. 通过典型传统炮制工艺的学习和实践，使学生加深对中药炮制基础知识和炮制理论的理解，掌握基本操作方法和技能；结合现代的分析、化学、药理、毒理等研究方法，培养学生应用现代科学技术手段进行中药炮制科研的能力；进一步探讨传统中药的炮制作用和原理，为中药炮制工艺创新和质量标准制订奠定基础。

2. 将开放式实验教学与实验训练结合起来，使学生了解炮制中常用的传统工具和现代生产设备及工艺状况，了解饮片质量分析测试仪器的基本原理、结构、性能，掌握规范的操作规程及仪器设备使用方法。

3. 通过进行实验设计，实际操作，观察实验现象，作好实验记录，处理实验数据，写出实验报告或科学论文等环节，培养学生的科学态度和实事求是的工作作风，分析问题和解决问题的能力，创新性思维和探索求知的精神。

4. 培养学生查阅和分析中药炮制研究有关文献资料的能力，了解国内外中药炮制研究科技动态及最新进展，剖析中药炮制学实验研究典型案例，理解炮制实验意图与实验设计原则，认识实验形成过程，分析实验中设置的实验条件的目的，掌握实验设计方法，培养学生的文献综述能力和实验方案设计能力。

（二）中药炮制学实验安全要求

1. 理化实验中废弃的有机溶剂要倒入指定的废液缸中，不可倾入下水道，以免腐蚀管道或造成污染。对于易燃有机溶剂，如甲醇、乙醇、乙醚、丙酮等，取用时要远离明火和热源，注意通风，最好在通风橱中进行，试剂瓶要及时加盖。废液应收集后统一处理。

2. 使用电器时要防止触电，不得用湿手触摸电器开关、插头。

3. 炮制毒性中药时，存放和取用必须严格按照毒剧药品的管理办法，实验时注意避免对皮肤、黏膜、呼吸道等的刺激，尤其是对呼吸道的吸入刺激。注意排风，做好劳动防护。炮制后的辅料、废弃物应统一妥善处理，剩余的生药要归还教师统一保管，不得擅自带出实验室。

4. 注意用火、用电、加热安全。在加热炮制药物时，温度较高，要注意防火、防热、防烫伤。某些药物如石膏煅制，种子类药材炒黄易飞溅，操作者应注意自身安全。还要防止骤然热冷对物品的损坏，比如在煅淬药物时。接触高温药物的容器、台面、器具等均要求耐热，以免烧坏。

5. 使用刀具切制药材等时应注意正确的切制方式，防止受伤。

6. 实验后需切断电源、火源的开关，加热用的电器或工具需在切断电源、火源后检查无余热后方可离开，以免发生火灾。

7. 实验过程中若发生着火，应立即切断电源，关闭煤气，移开附近的易燃物，选择适宜的灭火器灭火。小火可用湿布或黄沙盖熄。

常用灭火器材性能特点：

四氯化碳灭火器：用以扑灭电器内或电器附近之火，但不能在狭小或通风不良的实验室中应用，因为四氯化碳在高温时生成剧毒的光气；此外，注意四氯化碳与金属钠接触会发生爆炸。使用灭火器时需颠倒灭火器，按逆时针方向转动手轮，打开阀门，四氯化碳即会从喷嘴喷出。

二氧化碳灭火器：其钢筒装有压缩的液态二氧化碳，适于电器设备、小范围油类物质的灭火。使用时打开开关，二氧化碳气体即会喷出。注意：一手提灭火器，一手应握在喷二氧化碳喇叭筒的把手上，而不能握在喇叭筒上。因喷出的二氧化碳压力骤然降低，温度也骤降，手若握在喇叭筒上易冻伤。

泡沫灭火器：内部分别装有含发泡剂的碳酸氢钠溶液和硫酸铝溶液，适用于油类灭火。使用时将筒身颠倒，两种溶液即反应生成硫酸氢钠、氢氧化铝及大量二氧化碳。灭火器筒内压力突然增大，大量二氧化碳泡沫喷出。非大火一般不用泡沫灭火器，因后处理比较麻烦。

干粉灭火器：主要成分是碳酸氢钠等盐类物质与适量的润滑剂和防潮剂。适用于油类、可燃性气体、电器设备等的初起火灾。

使用灭火器灭火时，应紧紧握把，将保险插销拔出，站立上风，将喷嘴对准火源，按下压把，药剂即瞬间喷出，左右扫射之。有机溶剂着火时，绝对不能使用水浇，因为这样反而使火势蔓延开来。若衣服着火，切勿奔跑，可用厚的外衣包裹使火熄灭；较严重者应躺在地上（以免火焰烧向头部），用防火毯紧紧包裹，直至火熄灭，或打开附近的自来水开关用水冲淋熄灭。

（三）中药炮制学实验要求

1. 实验一般要求

（1）实验开始前检查仪器、试剂、工具是否配套、完好。实验时要爱护仪器，节约试剂、水、电等。

（2）保持实验室的整洁和安静，注意维护实验台面和仪器的清洁。

（3）保持水槽的清洁，切勿把固体药渣等倒入水槽中，以免造成堵塞。

（4）炮制用水 一般炮制器具的清洗可用自来水；用于炮制辅料的稀释等可选用冷开水；用于分析、定量等需根据要求选用重蒸馏水、离子交换水或电渗析水。

（5）切制后的药物应及时干燥，加热炮制后的药物应摊晾，凉透后方可收藏，否则易回潮。

（6）公共仪器和特殊试剂（如抽滤装置、显色试剂、色谱仪等）应按照实验要求在指定地点使用。

2. 实验过程的要求

（1）实验前学生应当认真预习，明确实验目的、要求、方法、操作步骤和实验原理。准备实验预习本，简单记述实验步骤，查找资料，注明关键步骤和要点。

（2）实验指导教师在开始实验前应进行实验内容讲解，介绍实验原理、操作方法、注意事项、思考题等。

（3）实验过程中学生，应注意认真观察实验现象，详细记录实验数据。实验记录要求简明扼要，完整、准确，字迹整洁。一般实验记录的格式见表 1－1。

表 1－1 实验记录格式

实验题目		
天气：	室温： ℃ 相对湿度： %	年 月 日
一、实验目的及要求		
二、实验内容 1. 实验仪器和材料 2. 实验步骤及实验现象 3. 实验结果与数据处理		

续表

三、实验结果分析与讨论及建议
四、备注

操作者： 记录者：

（4）实验完成后应及时整理实验物品和仪器，检查关闭水源、火源和电源，清扫实验室卫生。

（5）实验后须提交实验报告。实验报告的内容应包括：实验名称、实验目的、仪器设备、试剂、使用的药材及辅料、实验内容（包括实验原理、方法步骤、结果）、讨论（对实验结果的分析、实验操作中应注意的事项、对实验原理进行探讨等内容）。一般实验报告的格式见表1－2。

表1－2　实验报告格式

一	实验题目	实验时间
		报告人
二	实验目的	
三	实验内容	
	1. 实验仪器材料 仪器设备 试剂 药材、辅料	
	2. 实验原理	
	3. 实验方法、步骤	
	4. 实验结果、结论	

续表

四	实验讨论
五	思考题

二、中药炮制辅料及质量要求

利用辅料炮制是中药炮制的特色。在炮制过程中辅料与药物共同作用，可改变药物的理化性质而影响药性，或使性味增强，或纠正过偏之性，或使性味发生转化，以达到减毒增效、缓和药性、改变药性或矫味等炮制作用；亦可利用辅料的中间传热作用，改变药物质地，促进成分转化，利于药效成分的溶出和吸收，最大限度地发挥中药饮片的治疗作用。

中药炮制辅料按其存在形式分为：液体辅料和固体辅料。辅料质量的优劣、辅料使用是否得当对炮制品的质量影响很大。下面重点介绍常用炮制辅料的选择和质量要求。

（一）液体辅料

1. 炮制用水

饮用水：为天然水经净化处理后所得的水，其质量应符合现行国家标准《生活饮用水卫生标准》。可以作为药材净制时漂洗用水，切制前软化处理时泡、润用水，煎煮药汁用水，炮制器具的清洗用水等。

纯净水：为蒸馏水或离子交换、反渗透或其他方法制备的水。纯净水或冷开水可以作为液体辅料的稀释用水。

化学、药理研究用水要符合相关用水要求。

2. 盐水

传统炮制用盐为原盐（粗盐、大粒盐），其中所含成分比较复杂，如含氯化钠、氯化镁、氯化钾、氯化钙、硫酸钙、硫酸镁、硫酸钠等。现代炮制多用食用精制盐，主要含有氯化钠，还含有少量的氯化镁、硫酸镁、硫酸钙等。

盐制（包括盐炙、盐蒸）药物时，一般每100kg药材用盐2kg，盐制时应先将盐加适量纯化水或冷开水溶解后，滤过备用（精制盐可直接溶解后使用）。

3. 蜂蜜

标准依据：《中华人民共和国药典》（2010年版一部）。

（1）性状　为半透明、带光泽、浓稠的液体，白色至淡黄色或橘黄色至黄褐色，放久或遇冷渐有白色颗粒状结晶析出。气芳香，味极甜。

（2）相对密度　按韦氏比重法测定，相对密度在1.349以上。

（3）酸度　检查需符合规定。

（4）淀粉和糊精检查　需符合规定。

（5）5－羟甲基糠醛检查　需符合规定。

（6）还原糖　碱性酒石酸酮试液测定法测定，含还原糖不得少于64.0%。

炮制用蜜应为炼蜜。一般每100kg药物用炼蜜25kg。炮制药物时炼蜜需用适量冷开水稀释后，与药物拌润。炼蜜有嫩蜜、中蜜、老蜜之分，一般蜜炙的中药采用中蜜进行炮制，但对于炼蜜有特殊要求的药物应该按照要求进行蜂蜜的炼制。

中蜜的炼制方法如下：将蜂蜜置锅内，加热至徐徐沸腾后，改用文火，保持沸腾，除去泡沫及上浮蜡质，然后用罗筛或纱布滤去死蜂、杂质，再倾入锅内，加热至116℃～118℃，满锅起鱼眼泡，用手捻之有黏性，两指间尚无白丝出现时，迅速出锅、放凉。

4. 醋

炮制用醋应为米醋或其他酿造醋，以陈醋为优，不得用化学勾兑醋。醋应是具有生产资格企业的产品并具有生产企业提供的出厂质量检验报告单。质量检验标准依据《中华人民共和国国家标准》（GB2719－81）。

（1）色泽　取样品置于试管中，在白色背景下用肉眼观察，呈琥珀色或棕红色。

（2）气味　将样品置于具塞容器中振摇，去塞后，立即嗅闻，应具有食醋应有的气味和醋酸气味，无其他异味。口尝酸味柔和，稍有甜味，无其他异味。

（3）性状　将样品置于试管中，在白色背景下对光观察其浑浊度，应澄清。然后将试管加塞颠倒检查应无悬浮物质。放置一定时间后，再观察应无沉淀。必要时取静置15分钟后的上清液，借助放大镜观察，应无醋鳗、醋虱、醋蝇。

（4）理化检测　应达到规定要求。

醋制（包括醋炙、醋煮、醋蒸）时按规定用量取用，一般每100kg药材，用醋20kg，需要时，用冷开水或纯净水稀释。

5. 酒

炮制辅料用酒一般应为黄酒，特殊的炮制品如蟾酥，可采用白酒。酒应是具有生产资格企业的产品并具生产企业提供的出厂质量检验报告单。黄酒质量标准依据《中华人民共和国国家标准》（GB/T13662－2000）；白酒质量标准依据《中华人民共和国国家标准》（GB2757－1981蒸馏酒及配制酒卫生标准，GB/T5009.48－1996蒸馏酒及配制酒卫生标准的分析方法，GB/T10345－1989白酒试验方法，GB/T10346－1989白酒检验规则）。

（1）色泽　黄酒应为琥珀色或淡黄色液体，光泽明亮，无悬浮物和沉淀物，白酒应无色、透明，无悬浮物和沉淀物。

（2）气味　黄酒具有黄酒特有的醇香，醇厚而稍甜，酒味柔和无刺激性，不得有辛辣酸涩特异味。白酒口尝醇厚无异味，无强烈刺激性，各味协调；取白酒滴几滴于掌心，稍搓几下，再嗅手掌，有溢香，不应有异味、不良气味存在。

（3）含醇量 黄酒含乙醇15%～20%，白酒含乙醇为50%～70%。

炮制用酒除另有规定外（蟾酥炮制用白酒），多用黄酒。酒炙时，一般每100kg药物，用黄酒10kg。必要时，需用适量冷开水或纯净水稀释。酒炖或酒蒸时，依据药用部位决定用酒量。一般每100kg药物，种子类用20kg黄酒，根及根茎类用30kg黄酒。

6. 姜汁

炮制辅料用姜有生姜和干姜两种，一般首选生姜。姜应符合食用标准，无霉败、腐烂等变异现象。

姜汁的制备方法有两种：一是先将生姜洗净，捣烂，加水适量，压榨取汁，姜渣再加水适量重复压榨一次，合并汁液即为“姜汁”。二是将生姜或干姜切制或捣碎后加水煎煮两次，合并煎液滤过，取滤液适当浓缩后备用。姜汁可用纯净水或冷开水稀释。一般每100kg药材，用生姜10kg或干姜3kg。

7. 麻油

麻油为芝麻科植物芝麻种子经压榨法得到的脂肪油。其质量标准依据《中华人民共和国药典》（2010年版一部）。

（1）性状 淡黄色或棕黄色的澄明液体；具芝麻油特有的香气，味淡。

（2）相对密度及折光率 相对密度0.917～0.923；折光率1.471～1.475。

（3）检查 酸值≤2.5；皂化值为188～195；碘值103～116；加热实验：取本品50ml，依法检查，不得有沉淀析出；杂质≤0.2%；水分与挥发物≤0.2%。

炮制中主要用于油炸、酥制药物。如马钱子、三七、蛤蚧等。

8. 米泔水

米泔水为淘米时第二次滤出的灰白色混浊液体，为淀粉与水的混悬液，还含少量维生素等。若选用免淘米，因其已除去杂质，使用第一遍淘米水即可。由于米泔水易酸败发酵，应临用时收集。也可用大米粉2kg加水100kg，充分搅拌代替米泔水使用。

利用米泔水对油脂的吸附作用，炮制时可选用米泔水浸苍术、白术等，以降低药物的辛燥之性。

9. 羊脂油

羊脂油为牛科动物山羊等的脂肪经低温熬炼而成。主要成分为油脂，皂化值192～195，含饱和脂肪酸和不饱和脂肪酸等。

羊脂油使用前需要熬炼。取羊腹部脂肪，切块，加热熬炼，融化后，去渣滤取油脂即得。羊脂油冷却后为乳白色的固体，加热熔化为液体。羊脂油与药物同制后能增强补虚助阳作用。常用羊脂油炮制的药物有淫羊藿等。

10. 胆汁

胆汁系动物的新鲜胆液，常用的有猪、牛、羊胆汁，以牛胆汁为最佳。胆汁为绿褐色、微透明的液体，略有黏性，有特异的腥臭气。

炮制用胆汁可直接用规定量的鲜胆汁，也可以用胆膏粉，1g 胆膏粉相当于 10g 鲜胆汁，加纯净水或冷开水稀释后使用。

11. 石灰水

石灰岩（主要含 $CaCO_3$）煅烧以后，生成生石灰（主要含 CaO），生石灰饱和水溶液的上清液即为石灰水，主要含 $Ca(OH)_2$，为强碱溶液。石灰水宜新鲜配制，久置后会吸收空气中的 CO_2，生成 $CaCO_3$，碱性减弱。常用于炮制半夏等。

12. 其他药汁

药汁类的液体辅料，按常规煎煮法制备，根据品种不同适当采用轻煎、重煎或一般煎煮法，煎煮两次，四层纱布过滤，合并煎液。

（1）吴茱萸汁　为吴茱萸的煎汁，主要用于炮制黄连等。

（2）黑豆汁　为黑大豆加水适量煎煮去渣的黑色混浊液体，主要用于炮制何首乌。

（3）甘草汁　为甘草饮片煎煮去渣的黄棕色至深棕色的液体。常用于炮制远志、半夏、吴茱萸等。

（4）萝卜汁　为鲜萝卜切片加水煎煮所得的淡黄色煎液。常用于提净芒硝。

（二）固体辅料

1. 稻米

稻米为禾本科植物稻的种仁。主要成分为淀粉、蛋白质、脂肪、矿物质，尚含少量 B 族维生素，多种无机盐及糖类。中药炮制多选用大米或糯米。应符合食用标准，无霉变，无泥沙。

2. 麦麸

麦麸为禾本科植物小麦的种皮，呈黄褐色。主要成分为淀粉、蛋白质、维生素等。炮制用麸应无异味，无霉变，无泥沙。麦麸与药物共制能缓和药物的刺激性，降低其燥性或寒性，增强其健脾和中的作用，此外还有矫味、矫臭、赋色等作用。麦麸还能吸附油脂，用于麸炒和煨制药物。

3. 滑石粉

滑石粉为硅酸盐类矿物滑石族滑石，经精选、洗净，粉碎成细粉或水飞成细粉而得。为白色或类白色，有蜡样光泽，质软，细腻，手摸有滑润感，气微无味。主要成分为含水硅酸镁。中药炮制一般作中间传热体拌炒药物，使药物受热均匀，用于滑石粉烫和煨制药物。

4. 蛤粉

蛤粉为帘蛤科动物文蛤、青蛤、四角蛤蜊等的贝壳经煅制粉碎后的灰白色粉末，主含氧化钙等物质。粉碎、过筛后备用。常用于炮制阿胶。

5. 河砂

筛取中等粗细的河砂，淘尽泥土，除尽杂质，晒干。炮制前河砂还要经过武火翻炒，以除去有机杂质、微生物等。使用油砂的，再加入1%～2%的食用植物油拌炒至均匀，油烟散尽，砂色泽加深时，取出备用。常用于砂炒，如砂炒马钱子，砂炒鸡内金等。

6. 土

中药炮制常用的是灶心土、黄土、赤石脂等。灶心土又名伏龙肝，呈焦土状，黑褐色、焦黄色或砖红色，附有烟熏气。主含硅酸盐、钙盐及多种碱性氧化物。灶心土多在拆除锅灶、炉灶、砖窑时获得，使用前需除去表面浮尘，捣碎研细，备用。黄土挖取后，置于锅中武火加热翻炒，除去水分、有机质、微生物等，备用。赤石脂为硅酸盐类矿物多水高岭石，主含四水硅酸铝，用前须打碎，研细粉。

7. 白矾

白矾为硫酸盐类矿物矾石，经加工提炼制成，又称明矾。呈不规则的晶体，无色或淡黄白色，透明或半透明，有玻璃样光泽，质硬而脆，气微，味微甜而涩。易溶于水和甘油，不溶于乙醇。水溶液显铝盐、钾盐与硫酸盐的各种反应，主要成分为带有结晶水分子的硫酸铝钾。

白矾因是矾石加工提炼而得，可直接用于炮制。

8. 朱砂

朱砂为三方晶系硫化物类矿物辰砂族辰砂，经净选，再用水淘去杂石和泥沙而得，主要成分为硫化汞，常含单质汞。中药炮制用的朱砂需水飞成极细粉后使用，生产上常用球磨机研磨水飞成极细粉。

9. 豆腐

豆腐为豆科植物大豆种子经粉碎盐析而成的植物蛋白，为乳白色固体。主含蛋白质、维生素、淀粉等物质。一般选择新鲜的食用豆腐作为炮制辅料。豆腐与药物共制可降低药物的毒性，去除污物。常用豆腐制的药物有藤黄、珍珠、硫黄等。

三、传统中药炮制工具设备

中药炮制是一门独特的制药技术，在工艺操作上，我国的制药先人们设计出用于炮制加工的各种独特的工具、设备。这些传统工具、设备在工业化不发达时期曾经起着重要的作用，其中有些传统工具至今仍在使用，尤其是在小剂量、临方炮制时有广泛的应用。本节主要介绍以手工操作为主的传统工具和设备。

(一) 碾捣、切制工具

1. 乳钵(研钵)

乳钵为研磨药物所用的工具,用于制取细粉,也可用于水飞、乳化等。大多为粗瓷制品,亦有石材、玉石、玛瑙等材质的,配有槌棒。乳钵大小不一,大号的直径有50cm,深约17cm,一般备有钵架;普通用直径27cm,深10cm,或直径23cm,深10cm的乳钵;中号的直径18cm,深6.7cm;小号的直径15cm,深4.3cm,或直径10cm,深3.3cm。见图1-1。

2. 冲钵(俗称铜冲筒、铜药冲、铜冲、铜杵)

冲钵包括冲筒及杵槌两部分。冲筒系铜制圆筒,高约23~26cm,直径约10~14cm,上有盖,盖顶有圆孔,铜杵槌由此穿过,可防止药物飞溅。适用于配方或少量捣杵药物,以熟铜制品为佳,生铜制品易破碎脱底。见图1-2。

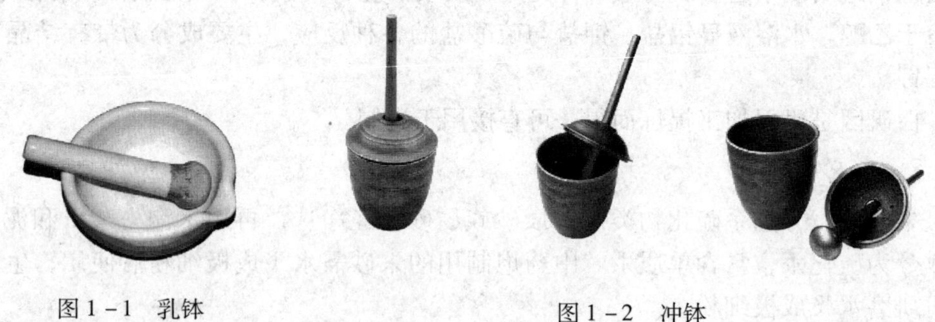

图1-1 乳钵　　图1-2 冲钵

3. 铁研船(铁研槽、铁船、研槽)

铁研船多系生铁铸成,分研槽、研盘在研盘两部分。研槽形状如船形,可大可小,一般以1m长、中部宽约20cm较适宜踏研。研盘在研船(槽)中以人力消研滚动时兼具截切、轧压和研磨等作用。铁研船占地少,单人即可操作,粉碎度较细,是一种传统的以人力为主粉碎药物的常用工具,对于小作坊生产,十分实用。见图1-3。

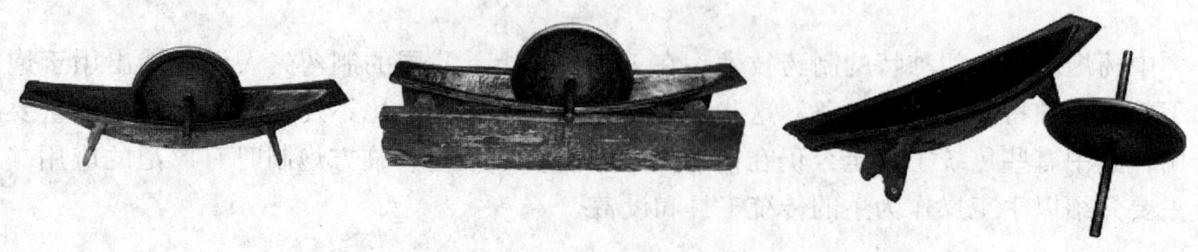

图1-3 铁研船

4. *石磨、石碾*

粉碎药物的工具，也可在除去果壳、木心等时使用。现在多用电动石磨碾药。见图1－4、图1－5。

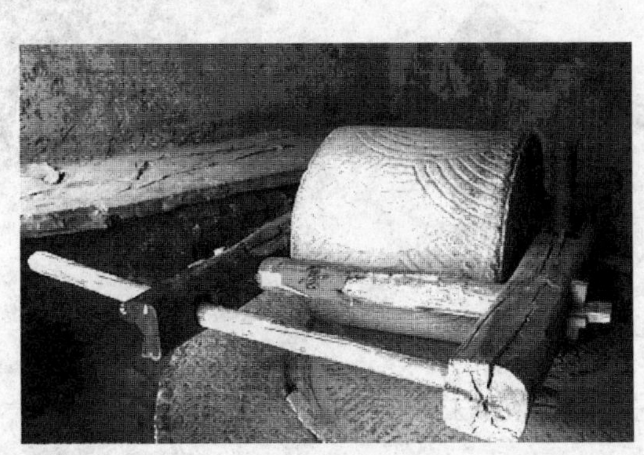

图1－4 石碾

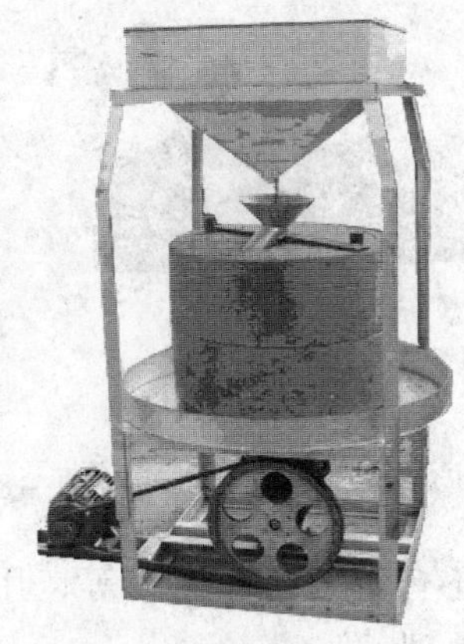

图1－5 电动石磨

5. *石臼*

用粗糙的大石块凿成，方形或圆形，中有凹窝。大型的多用脚踏，系将石臼固定于一处，装置踏板一块，踏板前端正对石臼处，装一石杵，利用杠杆原理，撞击药物。小型的可用手舂，只需石臼和杵，不用木架等设备，适用于少量药物的粉碎。见图1－6。

6. *磨池*

由粗石凿成，形如砚台，长27～34cm，宽11～14cm，厚6.7～10cm，四方平整，上面略凹，前端中部有突出小嘴，可流药汁。适用于水磨药物。见图1－7。

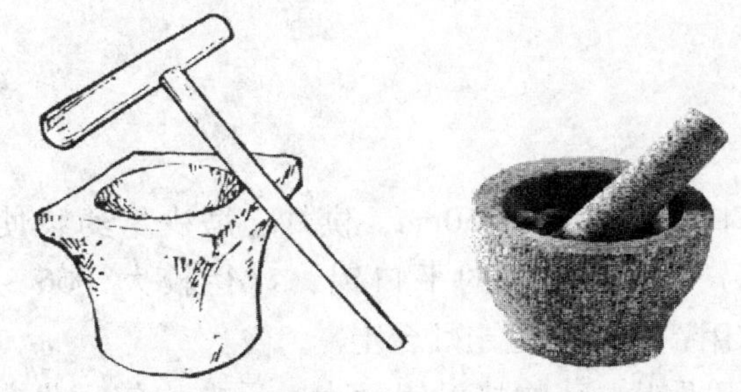

图1－6 手舂石臼

图1－7 磨池

7. *切药刀*

切药刀分刀身、刀床、刀脑三部分。刀身即刀片，又称刀叶子，略呈长方形，后上端竖立刀柄，稍向前弯，前下端微有小角突出（俗称刀鼻），上开一小孔，与刀床前端之刀脑相联合，组成铡刀状，为切制饮片的主要工具。简单的切药刀也有直接用片刀的。切药刀一般带有几种附件，即竹把子、刀撮子、竹簸榠、磨刀石等。见图1－8。

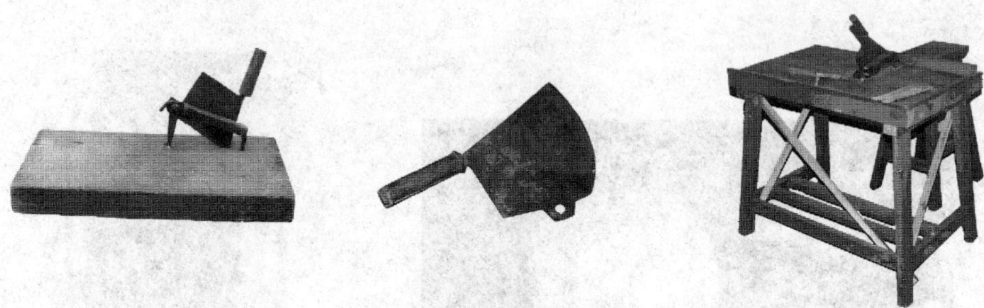

图1－8 切药刀及切药刀片、切药刀凳

此外还有竹刀，瓷片刀等，用于忌铁器药物去皮、核、瓤的加工处理。

8. 蟹爪钳（扁夹钳、槟榔钳）

蟹爪钳由具有弹性的薄铁条制成，上下对折，前端部有锯齿形咬口，宽3～4cm，长约16cm，为切药时钳夹药物所用，如切制槟榔、青皮、山楂、泽泻团块状的药物时。见图1－9。

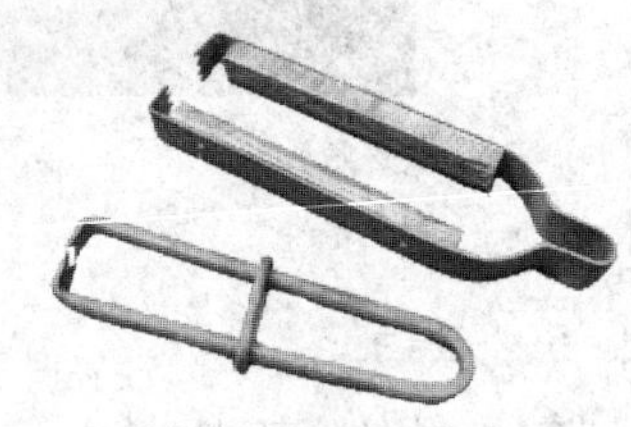

图1－9 蟹爪钳（槟榔钳）

9. 镑刀

系在一块长50cm、宽6～7cm、厚3～4cm的木条上，每隔1.5cm，装置高约3～4cm，宽度与木条宽度相同之刀片，约20个刀片。使用时药料在镑刀上擦动，即可镑成薄片。一般多用于粉碎动物角类或质地坚硬的药材，如犀角、沉香之类。

（二）炮制设备及工具

1. 炒药锅、炒药灶

炒药锅常用的有两种。一种是有耳的锅，口径较小，约50cm，供炒、煅少量药物使用，适于灶台或大风炉上，比较方便灵活。另一种是无耳的平口锅，口径较大，66～100cm，供炒、煮、炮、煅、炙、蒸、煨、焙使用，多置于固定灶台上。

炒药锅有平放、斜放两种。南方一般习惯用平锅，药物接触锅面大，受热均匀；北方多用斜锅，药料常堆聚下方，受热不均，但翻炒、盛取药物比较便利。可用煤火或炭火作为热源炒药，如斜面灶；现代炒少量药多用电、煤气、液化气等加热源。见图1－10。

炒药常配的工具有铁铲、扫帚、药匾、刷子等。

2. 煅药灶

阳城罐（以山西省阳城的陶罐著称而得名），俗称嘟噜，为陶制圆筒状罐子，中部膨大，口部与底部略小。阳城罐有大小数种，可根据需要选择。见图 1 – 11。

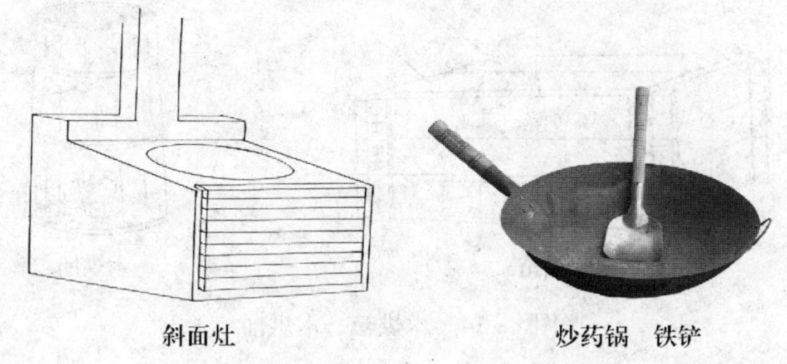

图 1 – 10　传统炒药工具中的铁锅、铁铲和斜面灶

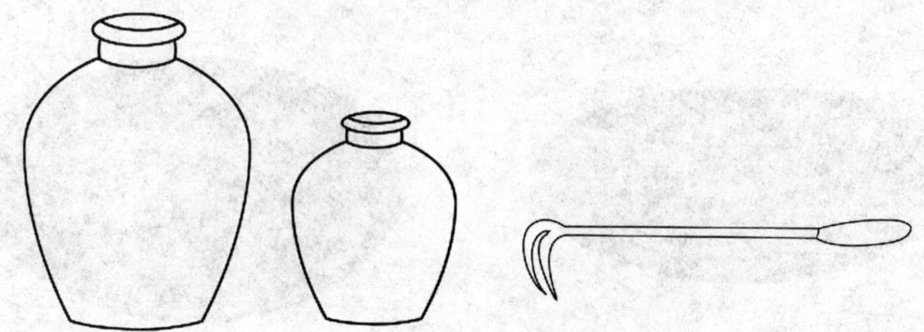

图 1 – 11　阳城罐　　图 1 – 12　铁钩

此外还有铁汤罐，上部呈圆筒状，下部较狭，直径约 16 ~ 34cm，深度 26 ~ 50cm，适用于煅制容易爆碎的药物。煅药时常备铁钩，系铁制细圆杆，前端弯曲，成一双钩，为钩提火煅药罐或翻动药物之用。见图 1 – 12。

3. 木蒸甑

呈圆筒形，上面有盖，底部有屉，用以置锅上蒸制药物。见图 1 – 13。

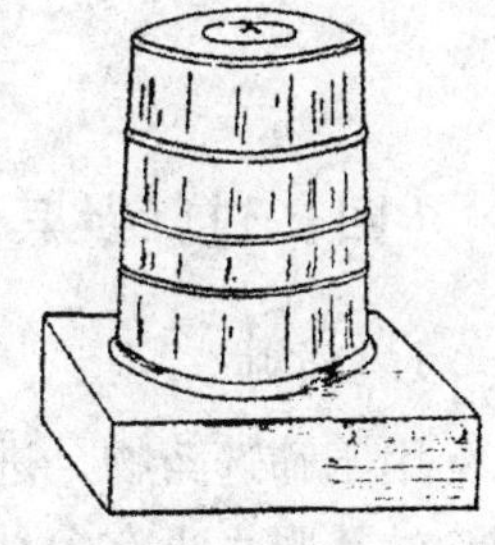

图 1 – 13　木蒸甑

（三）干燥设备

1. 木烘箱、木烘桶

用于熏蒸药物，以防霉杀虫。见图 1 – 14。

2. 烘炕、烘房

用于干燥药材和饮片。传统多用木炭火加热，药物直接置于砖砌炕上进行干燥，尤其在阴雨、潮湿季节或者不能用晒干法干燥的药材和饮片多用此法。也可在整个房间中加装回形散热铁管或火墙，药物置于药架上，使整个房间成为烘房来干燥药材和饮片。

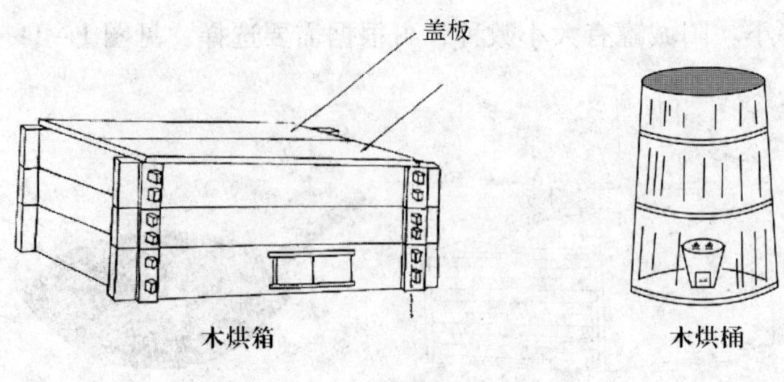

图 1－14 木烘箱、木烘桶

3. 泛丸匾、竹匾

用于盛装药物摊晾进行干燥，还可用作拌衣、泛制水丸等。见图 1－15。

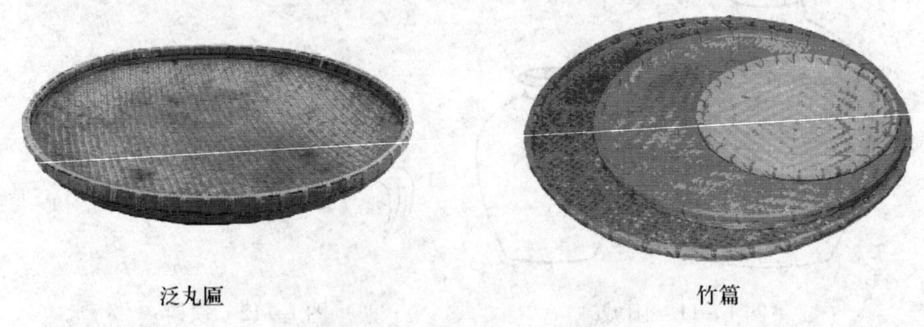

图 1－15 泛丸匾、竹匾

(四) 过筛及其他工具

1. 药筛

用于筛选药物，进行大小分档，或除去药物中的碎屑、砂土，以及炒药后除去辅料等。药筛的孔眼大小有多种规格，可用竹编、马尾编、绢丝编、铜编、钢丝编等。见图 1－16。

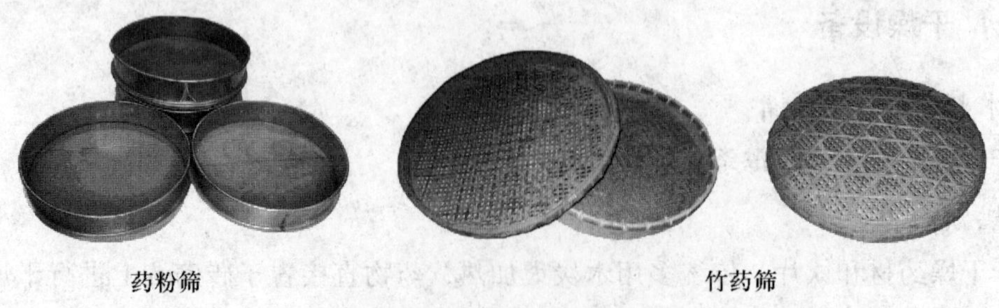

图 1－16 各种药筛

2. 剪刀、镊子、小刀等

这些工具常用于挑选、净制药材。

3. 枳壳钳

枳壳钳形如铡刀，上、下均为扁平阔厚之铁片，长约尺余，宽约 2 寸，两层对合面刻有斜形纵横交叉纹，下层前后端钉脚将钳固定在宽厚的木座上。钳的上层后端有木柄，前端有鼻，与下层的前端相连接，一般用于压扁枳壳一类的药物。见图 1－17。

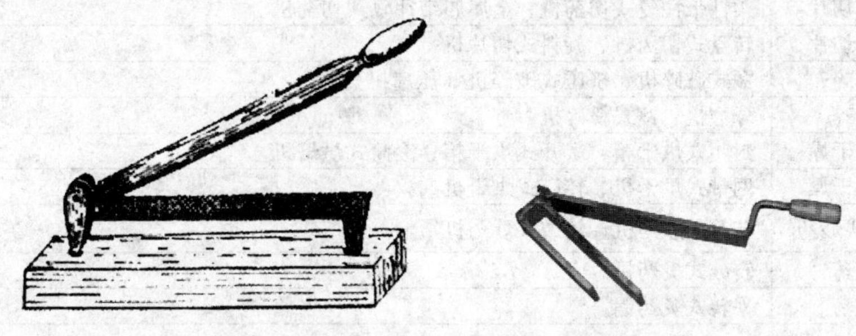

图 1－17 枳壳钳

4. 竹茹刀

竹茹刀形狭长微弯，具有双柄，上方为刀背，下方为刀口，长约 1.2 尺，宽约 3 寸，专为刮取竹茹之用。

5. 龟板刮

龟板刮呈扁平条状，前端较阔，约 1.5 寸，翘起呈钩形，有薄刀口，专为刮龟板或其他骨类药物皮肉筋膜所用。

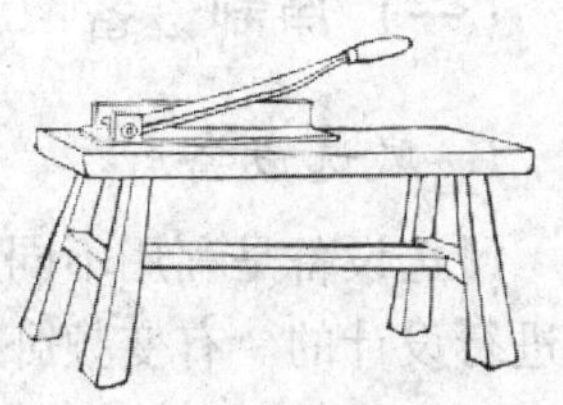

图 1－18 闸钳

6. 闸钳

闸钳亦称铡剪，状如铡刀，刀厚而坚，形狭长，前端与下面垫条相连，供钳破坚硬药物之用。见图 1－18。

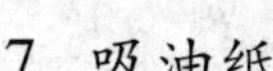

7. 吸油纸

为不经漂白的草浆纸，可吸附油脂，常用于去油制霜。

四、现代中药炮制生产设备

随着时代的发展，中药炮制也逐步从传统的作坊式加工转向现代的机械化生产。因此，可以适应大生产的炮制设备应运而生。炮制设备是中药饮片企业的硬件基础。炮制设备发展到现在，已经研制出多种炮制设备供中药饮片生产企业使用，在任何一道炮制工序中都可以选用相应的炮制设备实现炮制过程。常用的炮制设备见表 1－3。

表 1－3 常用炮制设备一览表

制法	方式	常用设备
净制	风选	变频卧式风选机、变频立式风选机、变频吸风式风选机
	水洗	循环水洗药机、不锈钢洗药水槽
	筛选	柔性支承斜面筛选机、电机振动筛选机、往复振动筛选机
	挑选	不锈钢挑选台、机械化挑选机
	磁选	带式磁选机、棒式磁选机
切制	软化	水浸式润药机、气相置换式润药机
	往复切片	柔性带往复式切药机、金属履带往复式切药机
	旋转切片	转盘式切药机、旋料式切片机
碎制	破碎	颚式破碎机、挤压式破碎机（压扁机）
	粉碎	球磨机、锤式粉碎机
干燥	间歇干燥	封闭式烘干箱、敞开式烘干箱、滚筒式烘焙机
	连续干燥	网带式烘干机、转筒式烘干机
炒制	旋转式炒药	转筒式炒药机、转鼓式炒药机
炙制	炙药	转鼓式炙药机
	炙药	平转式炙药锅
煅制	中低温	中低温煅药锅
	高温	反射式高温煅药炉
蒸煮	蒸	电加热蒸药箱、蒸气蒸药箱、电汽两用蒸药箱
	煮	可倾式蒸煮锅

（一）净制设备

1. 风选设备

风选设备是利用不同形状、不同粒度的物料在气流作用下，产生的位移程度不同的原理进行设计的。有变频卧式风选机、变频立式风选机和变频吸风式风选机等。风选设备主要由风选箱、振动均料器、提升机、变频调速风机等组成。选别档数有 2～5 档，可根据不同的药材、不同的形状特性选择合适的风选设备。见图 1－19。

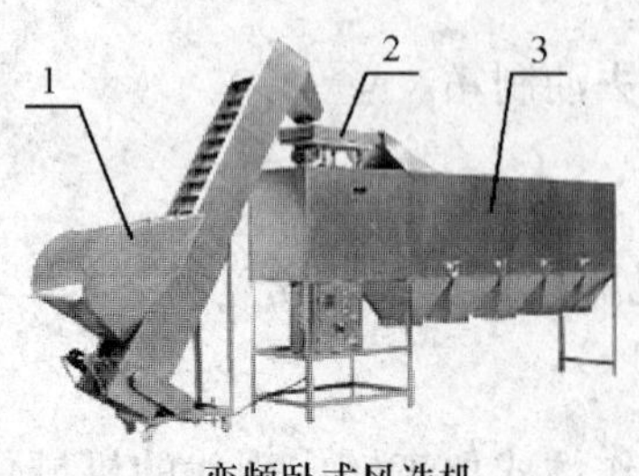

变频卧式风选机

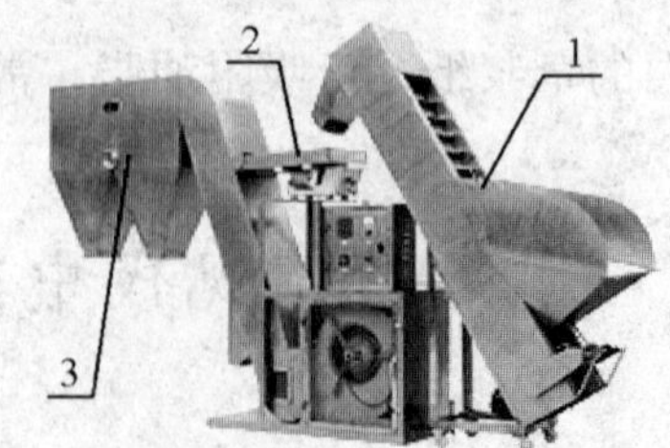

变频立式风选机

图 1－19 风选设备

1－提升机 2－振动均料器 3－风选箱

2. 水洗设备

水洗是利用水的浸泡、溶解、卷离等作用，使附着在药材表面的杂物、泥沙等脱离药材表面。主要的水洗设备有循环水洗药机、不锈钢洗药水槽等。见图 1－20。

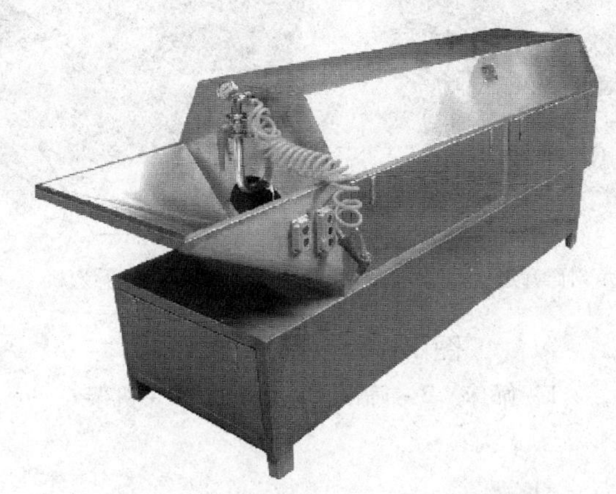

图 1－20　循环水洗药机

循环水洗药机的主体部分是一壁面开有许多小孔的鼓式转筒，由电机通过皮带直接驱动转筒旋转。转筒下部是“V”型水箱，“V”型水箱的水经过泥沙过滤器由水泵将其增压，通过喷淋管、喷嘴喷向转筒内的药材。由于转筒一部分浸入水箱，药材被充分浸泡，再通过喷淋水冲刷、转筒旋转使药材相互摩擦，使附着在药材表面的杂物脱落并被水流带走，达到清洗药材之目的。

不锈钢洗药水槽在清洗过程中需要人工翻动、搅拌药材，以提高清洗效果。

3. 筛选设备

筛选是因物料（混合物）存在体形差异，物料与筛网之间的相对运动使小于筛网孔的物料与其他较大物料分离的一个过程。根据物料体形选择适当大小的网孔能达到较好的筛选目的。

根据筛网在驱动作用下产生的运动轨迹，分为柔性支承斜面筛选机、电机振动筛选机、往复振动筛选机。它们的运动轨迹分别是平面回转运动、上下往复运动、前后或左右往复运动。除了这些运动外，筛网必须与水平面成一定的倾斜角度才能使物料不断地前移。根据物料出口数目，有 2、3、4 出口之分。筛选设备一般由机架、传动装置、床身、筛网、出料斗等组成。见图 1－21。

4. 挑选设备

挑选是除去药材杂物的一种方法。被挑选的杂物包括缠绕、夹杂在药材中的杂物和非药用部位等。根据自动化程度高低，分为不锈钢挑选台、机械化挑选机组。挑选台台面一般为 1m×2m，分平面、凹面、带落料孔三种形式，机械化挑选机组与不锈钢挑选台相比，增加了提升机送料、杂质反向输送和磁选功能。见图 1－22。

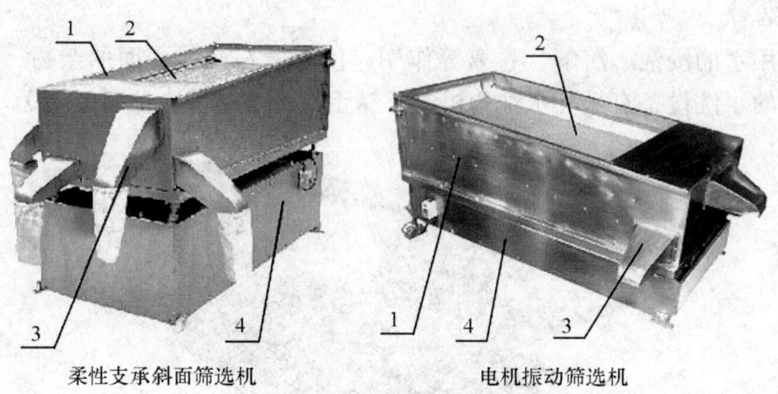

图 1－21　筛选设备

1－筛床　2－筛网　3－出口　4－机架

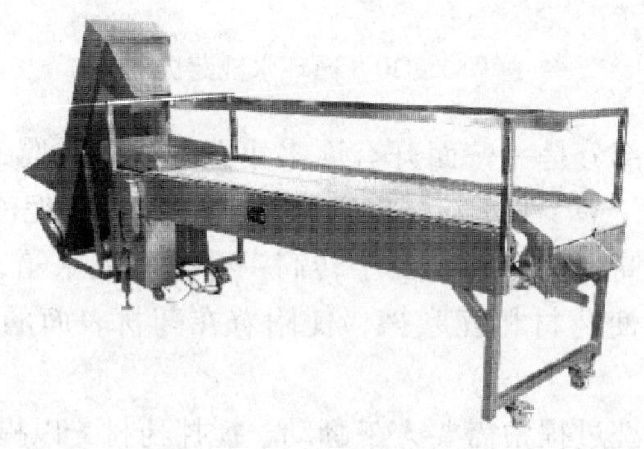

图 1－22　机械化挑选机组

5. 磁选设备

磁选是利用强磁性材料吸附混合在药材中的铁质杂物，并将其分离的一种方法。磁选的目的，一是为了净制药材或饮片，二是为了避免损坏后续的切制、粉碎等加工机械。

磁选设备主要有带式磁选机和棒式磁选机。其主要部件是磁棒和振动均料器。见图 1－23。

(二) 切制设备

1. 软化设备

除少数药材可趁鲜切制或干切外，大部分干燥的药材，切制前必须进行适当的水处理，使其吸收一定量的水分，达到质地柔软适中，以利于进一步切片。

现代常用的浸润软化机械设备有水浸式润药机、气相置换式润药机等，相比较而言后者较为先进，其工作原理是利用抽真空减压的方法，抽出药材组织间隙中的气体，使其成为负压状态，然后，将水蒸气通入罐内，使其迅速、均匀地进入药材组织内部，提高软化

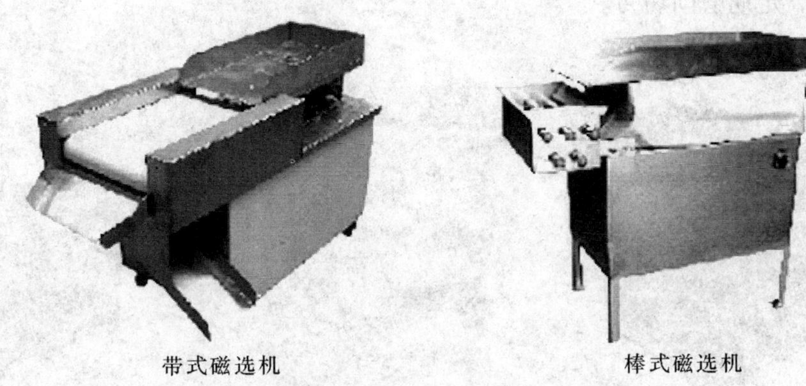

图 1－23 磁选设备

效果。对难润药材可进行多次软化。气相置换式润药机是由方形箱体、气泵及冲气式密封机构、真空泵及控制系统、各种电磁阀、报警装置等组成。见图 1－24。

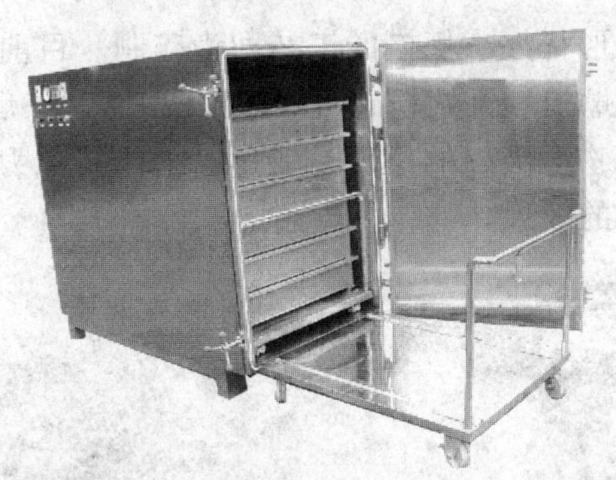

图 1－24 气相置换式润药机

2. 切制设备

切制刀具的硬度远远高于药材，刀具接触药材并施加压力，刀刃陷入药材将其切开。刀刃与药材接触并产生相对运动是切制的基本条件。

现代切药机器种类较多，根据刀具和物料的相对运动方式，分为上下往复式和旋转式切制设备。属于上下往复式的切制设备有柔性带往复式切药机、金属履带往复式切药机等；属于旋转式切制设备的有转盘式切药机、旋料式切片机等。其他还有多功能切药机、刨片机等。

往复式切药机工作原理：原料经传送带间断送料，刀片作同步的上下往复运动而切断药材；通过调节进给机构，可以将药材均匀地切制成不同厚薄、长短规格。旋转式切药机主要由机架、电机、刀片、料斗、转盘、片厚调节机构等组成。见图 1－25。

被切制的药材不能混有铁丝、铁块或石子之类的硬性物质，以免损坏刀片。切片厚度在一定的范围内可调，调节适宜的刀片厚度和刀角能切出理想片形的饮片。要定期检测切刀的锋利程度，定期磨削切刀。

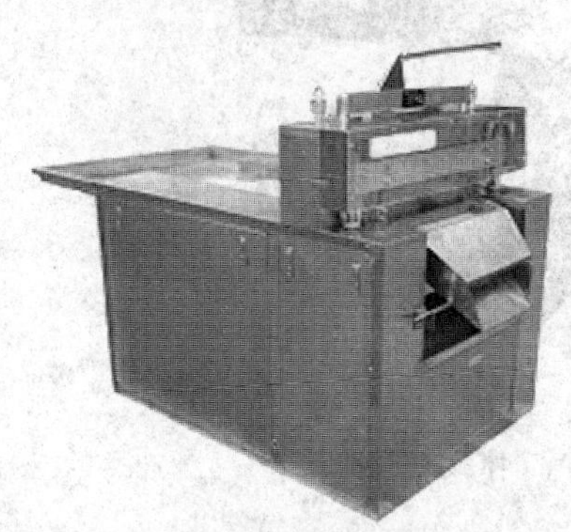
柔性带往复式切药机

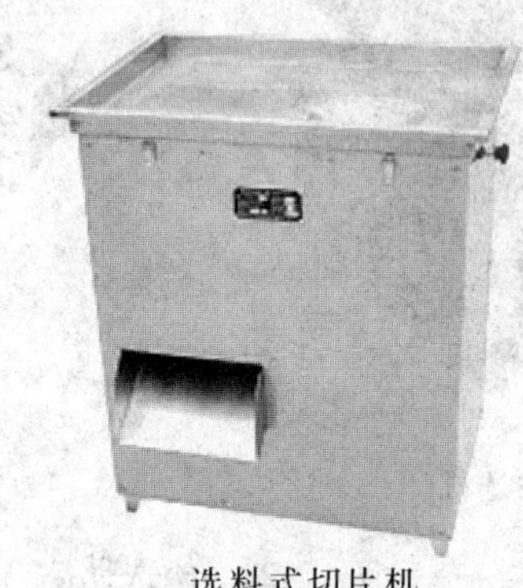
选料式切片机

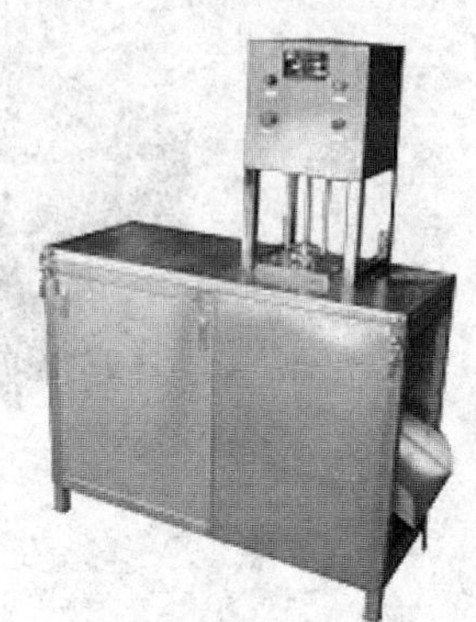
刨片机

图 1－25 切制设备

3. 碎制设备

使药材破碎，达到一定形状大小规格的工艺即为碎制。目前市场上主要破碎机有颚式破碎机、挤压式破碎机、球磨机、锤式粉碎机等，见图 1－26。后两者属于细粉碎机械，能粉碎出更小更细的颗粒状药物。破碎的原理是通过撞击或挤压力，克服药物分子之间的作用力，使其达到破碎或粉碎的效果。

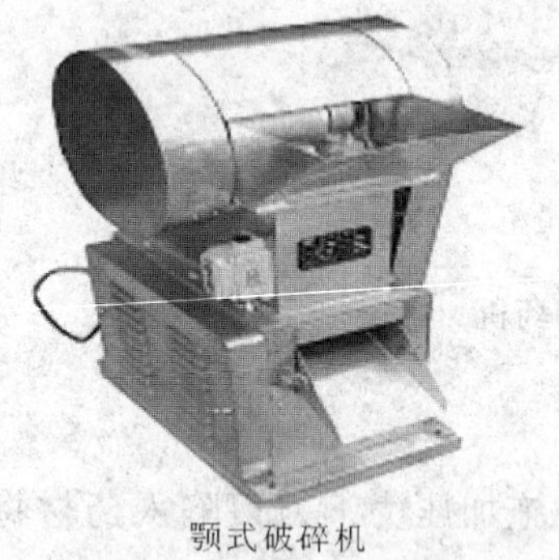
颚式破碎机

球磨机

图 1－26 碎制设备

（三）干燥设备

干燥原理是将热能作用于含水饮片，部分或全部水分从饮片中逸出而使饮片干燥的过程。根据饮片的烘干作业是连续的还是间歇的可分为连续烘干设备和间歇烘干设备。封闭式烘干箱、敞开式烘干箱和滚筒式烘干箱属于间歇烘干设备；网带式烘干机、转筒式烘干机和翻板式烘干机属于连续烘干设备。见图 1－27。

烘干设备主要由热源发生器、烘干箱体等组成。为药材提供热源的有蒸气、电热、燃油及远红外线等。

在烘干过程中需要注意的是提供热源的温度不能过高，否则饮片会被烤焦或引起有效成分的损失或变化；另外，热源不能对饮片造成污染或起化学反应。

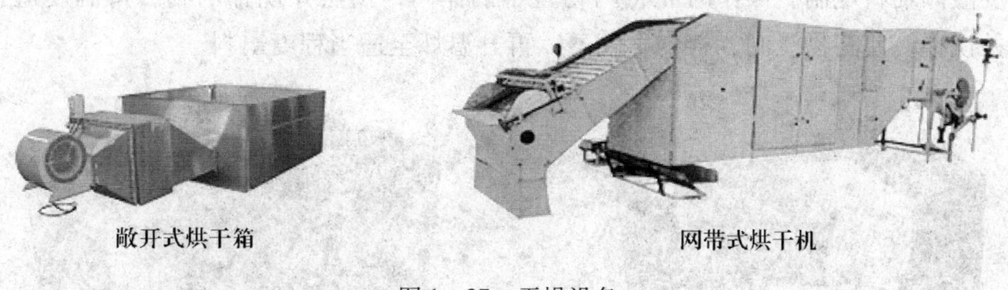

敞开式烘干箱　　网带式烘干机

图1－27　干燥设备

（四）炒制设备

常用的炒制设备有滚筒式炒药机、自控温鼓式炒药机、炒药锅等。见图1－28。

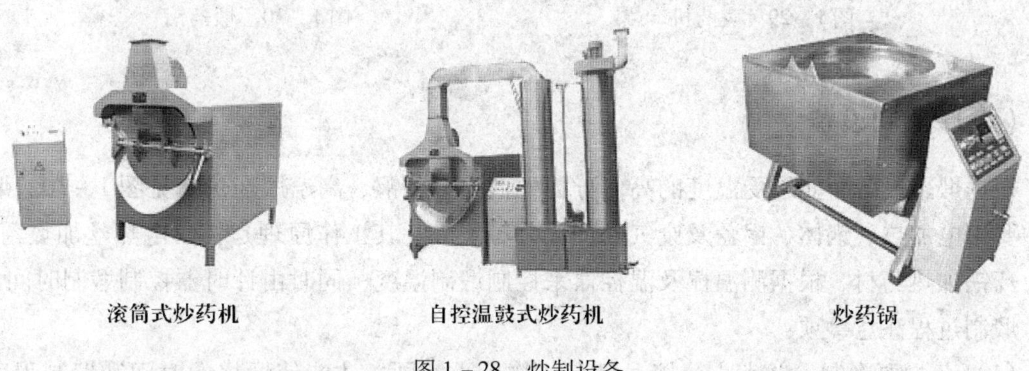

滚筒式炒药机　　自控温鼓式炒药机　　炒药锅

图1－28　炒制设备

炒药机由炒筒、炉膛、导流板、驱动装置、燃烧器、电控箱及机架等组成，物料由投料口进入，炒筒旋转使物料翻滚受热达到炒制的效果，当炒筒作反向转动时，物料便自动排出炒筒外。

炒药锅由电加热管、锅体、翻转部件及保温部件等组成。由圆形电热管加热药锅，再由药锅加热药材，往药锅内投入适量药材，手工炒制，炒制完毕后，翻转锅体出料。

（五）炙制设备

炙制设备主要有炙药机与炙药锅两种。见图1－29。

炙药机主体部分结构与炒药机相似，不同的是热源的热能强度与炒筒转速低于炒药机，配套液体辅料喷淋装置，以便液体辅料喷淋、浸润、炒制等过程在同一设备完成，适合于醋、酒等低黏度液体辅料炙制。炙制过程先将药物置于炒筒内预热，慢速旋转，达到适宜温度时喷淋液体辅料，控制辅料用量，并保持炒筒慢速旋转，使药物浸润、闷透，然后适当提高炒筒转速，再升温炒至适当程度出料。

炙药锅锅体为半球形，锅体外侧是加热装置，适合蜂蜜等高黏度液体辅料炮制，也适合低黏度液体辅料炮制。操作时先将药物置于锅体内，预热并搅拌药物，待温度适宜时喷淋辅料并搅拌，使药物浸润、拌匀、闷透，再升温炒至适当程度出料。

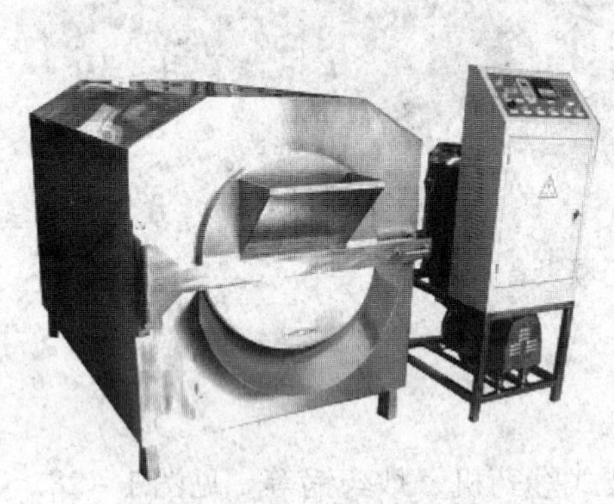

图1－29 炙药机

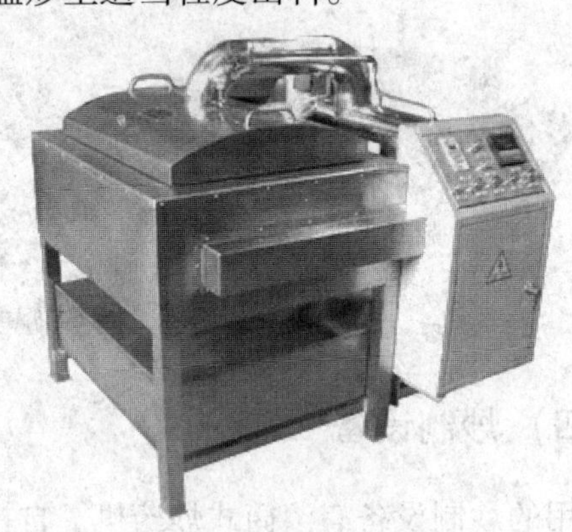

图1－30 煅药锅

（六）煅制设备

根据煅药设备所能承受温度的高低分为中低温煅药锅、高温煅药炉。见图1－30。煅药锅主要由电加热、锅体、锅盖及废气处理部分等组成。其工作原理是：由电热丝加热药锅，再由药锅加热药材，根据测温棒及温控器来控制煅制温度，同时由计时器控制煅制时间。

煅制过程注意事项：

（1）药物要净制、并大小分档，只有药物大小类同，才能使煅烧的时间和煅制程度相一致。

（2）装药量一般不超过锅容量的2/3。

（3）煅制过程中，特别是煅炭时，如有大量的气体和浓烟从封堵物缝隙中冒出，应用盐泥封堵，防止空气进入引起燃烧灰化。

（4）药物煅透后应及时关闭热源，避免煅过；煅炭的药物须待凉透后，再启封掀开盖锅，以免炭药遇氧气燃烧，导致灰化。

（七）蒸煮设备

1. 蒸制设备

蒸制原理：蒸气作用于药材，由于蒸气温度高于药材温度，蒸气热量传递给药材，水蒸气因放热而液化成水，并被药材吸收。不断地通入蒸气直至药材被蒸透。药材被蒸透的时间取决于药材形态、大小和装载方式，体形小、比表面积大、装载松散的药材易于蒸透，反之则不易蒸透。

根据热源不同分为电加热蒸药箱、蒸气蒸药箱及电汽两用蒸药箱。蒸气蒸药箱是由锅炉产生的蒸气直接通入药箱进行蒸制的设备；电热蒸药箱是在药箱中放入一定量的水，通过电热管加热产生的蒸气对药材进行蒸制的设备。

蒸药箱主要由控制系统、电加热器或蒸气管路、报警装置等组成。将药材置于密闭的箱体内，通过电加热产生的蒸气或直接使用外部的蒸气对物料在常压下进行蒸制。进水、加热、报警、停机等过程自动完成。见图 1－31。

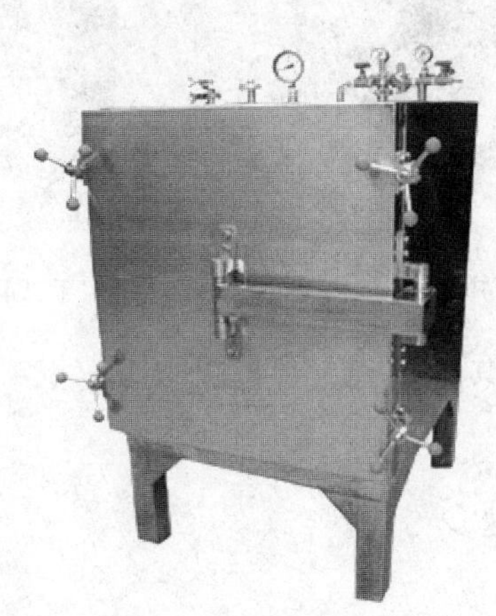

图 1－31 蒸药箱

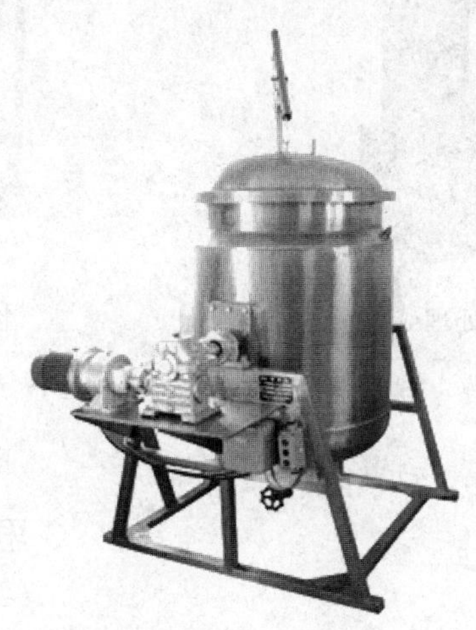

图 1－32 蒸煮锅

蒸药注意事项：

（1）对于较难蒸制的药材，经一次蒸制不能满足要求时，可进行多次蒸制。

（2）蒸药结束后，应把箱体内的热水通过排污阀排掉后，等待一定时间再缓慢打开机门，防止箱体内的高温蒸气喷出伤害操作人员。

（3）严禁电加热管无水加热。

2. 煮制设备

目前主要的煮制设备是蒸煮锅。见图 1－32。

煮制是将净药材加辅料（或不加辅料）置锅内，加适量清水一起加热至沸腾，并保持沸腾的过程。其原理和蒸制类似，由于液态水的热容量和热传导能力大于水蒸气，故煮透的过程要快于蒸透。

（八）其他设备

除了上述用途较专一的设备外，还有很多通用的设备，如废气处理装置、干式除尘机、物料输送机、磨刀机等。见图 1－33。

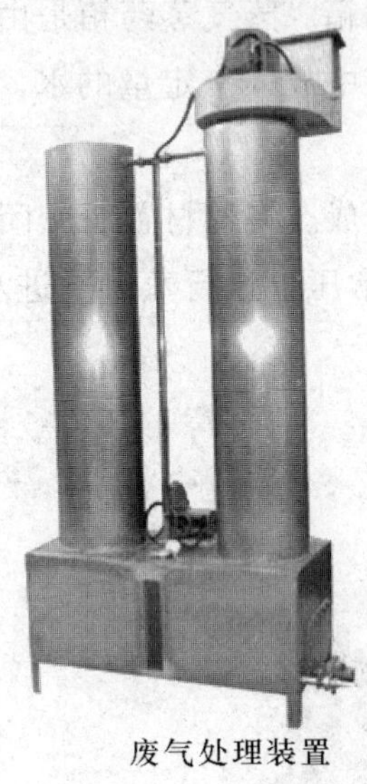

废气处理装置

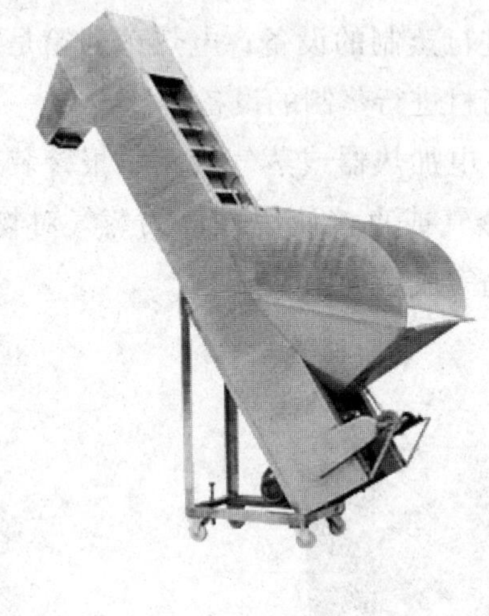

物料提升机

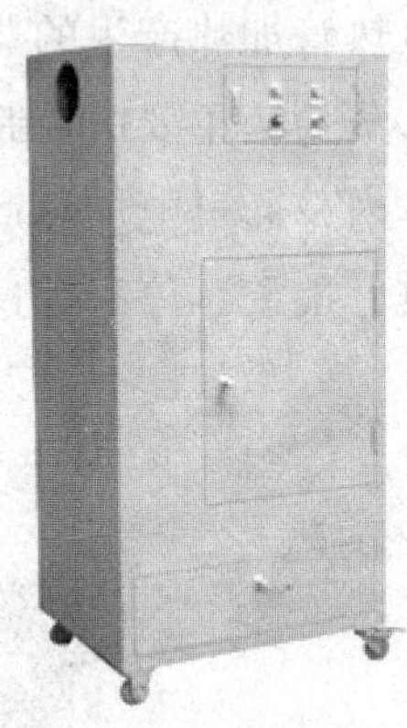

干式除尘机

图 1－33　炮制其他设备

◇思考题◇

1. 进入实验室开展中药炮制实验，有哪些安全方面的注意事项？
2. 传统炮制工具中的切药刀、铁研船、冲钵在药材的炮制上分别有什么用途？
3. 现代饮片生产中将药材切制成饮片的设备有哪些？其主要的工作原理是什么？

各　论

实验一　净制、切制

（一）实验目的

1. 了解净制和切制的目的。
2. 掌握药材的净制方法、基本要求，以及软化方法、程度及条件。
3. 掌握手工切制、机器切制及饮片干燥的方法。
4. 熟悉常见的饮片类型及规格。

（二）实验原理

1. 中药材来源于天然动、植物不同部位，同时中药材在采集、贮存和运输过程中，常夹带有杂质。去除夹带的杂质和非药用部位，可以提高有效成分相对含量，保证用药准确。

2. 干燥的药材细胞皱缩，不便切制，需要软化。而动植物药材几乎都含有蛋白质、淀粉、纤维素等亲水性物质，是药材能够被水软化的必要条件。将药材用水清洗浸润，表面先湿润、吸水，从而在药材表面与中心之间形成湿度差，水分逐渐向中心部位渗透直至药材被软化。药材被软化的过程除了与其体形大小有关外，还与药材的组织结构、水温等有关。

3. 气相置换法软化药材的基本原理是：将装有药材的密闭箱体抽成真空状态，药材内部空隙也呈真空状态，当有水蒸气注入时，水蒸气进入药材内部的空隙，药材的亲水物质便吸水膨胀而逐渐软化。在软化过程中，药材内部空隙的压力小于外部水蒸气的压力，外部水蒸气就会不断地补充这些空隙，直至水分饱和，药材软化。

（三）实验内容

（1）净选　去除杂质及非药用部位。

（2）切制　手工切制和机器切制。

（3）切制药物　黄芩、党参、牛膝、枇杷叶、陈皮、川芎、金樱子等。

（四）实验器具和材料

（1）实验器具　蒸煮容器、搪瓷盘、切药刀、刷子、旋转式切药机、往复式切药机、真空置换润药机、电热恒温干燥箱等。

（2）实验材料　黄芩、党参、牛膝、枇杷叶、陈皮、川芎、金樱子等。

（五）实验方法

1. 净制

（1）党参、牛膝　切去芦头，抢水冲洗。

（2）陈皮　挑选，去除发霉变质品，抢水冲洗。

（3）枇杷叶　用毛刷去除绒毛，快速淘洗。

（4）黄芩　去除茎残基。

（5）金樱子　除去杂质，洗净略浸，润透，纵切两瓣，除去毛、核。

2. 软化

（1）冷浸软化

党参、牛膝：分别将净党参、净牛膝用清水浸湿，置搪瓷盘中排放整齐，以湿布覆盖，不时喷洒适量清水。润至弯曲法检查合格。

陈皮：将洗净陈皮铺在瓷盘内，湿纱布覆盖，不时喷洒适量清水，闷润至湿度均匀、内外一致。

枇杷叶：将净枇杷叶抢水洗，稍润。

（2）加热软化

黄芩：取净黄芩分开大小条，置蒸制容器内隔水加热，蒸至圆汽后半小时，候质地软化，内外一致，取出趁热切片。

（3）真空软化

川芎：取川芎大小分档，抢水冲洗，将川芎置于真空置换润药机内，按操作规程操作，至软化适度。

3. 切制

（1）手工切制

切药刀切制：先将切药刀固定，将药材放置在刀床上，根据切制饮片厚度，选择软硬不同的木制压板，左手掌握压板，压紧药材，右手持刀，两手配合进行切制。

片刀切制：一手拿软化好的药物，一手拿切刀，两手配合，切片。

（2）机器切制　首先检查机器各部件，然后试车，再根据各药适宜的片型、厚度进行调节和固定刀口的位置，即可切片。

（3）规格要求

党参切为2～4mm的厚片。

黄芩切为2～4mm的斜片。

陈皮切为2～3mm的细丝。

枇杷叶切为5～10mm的宽丝。

川芎切为 2 ~ 4mm 厚片（蝴蝶片）。

牛膝切为 4 ~ 8mm 段。

4. 干燥

（1）自然干燥　将切制后的饮片置竹匾或其他容器内阴干，风干或晒干。干燥过程中定时翻动，以达到充分干燥。

（2）干燥箱干燥　将饮片置于钢网筛或适宜的容器内，放入烘箱，根据药材饮片性质，分别控制适宜温度和时间，并定时翻动至全部干燥，取出放凉。

（六）注意事项

1. 浸润软化时水分要适当，少泡多润，药透水尽。软化“太过”或“不及”均影响饮片质量或增加切制困难。

2. 机器切制要注意随时检查机器，按章操作，杜绝事故。

3. 手工切制要注意掌握压板向前移动速度，持刀要从旁边持握，放刀要平稳。

4. 陈皮饮片干燥时，因陈皮含有挥发油类成分，干燥温度一般不超过 50℃。

（七）思考题

1. 药材为什么要切制成饮片?

2. 药材浸泡适当与否对药材质量和切制有何影响?

3. 饮片干燥时为什么要控制适宜温度?

实验二　清　炒　法

（一）实验目的

1. 了解清炒法的目的意义。

2. 掌握炒黄、炒焦、炒炭的基本操作和一般质量要求。

（二）实验原理

清炒法包括炒黄、炒焦、炒炭。炒黄的药物大部分为种子类药物，种皮坚实，难以粉碎，有效成分不易煎出。经炒黄可以使得种皮爆裂，组织疏松，便于粉碎，利于有效成分的煎出和进一步调剂等，炮制上有“逢子必炒”的经验；炒焦的药物可以缓和药性，增加健脾和中的功效，炮制上有“焦香醒脾”的理论；炒炭的药物可以产生或增强止血作用，炮制上有“血见黑则止”的学说。药物炒制后能更好地适应临床需要，提高治疗的针对性和用药的安全性。

（三）实验内容

（1）炒黄　王不留行、牛蒡子、莱菔子、酸枣仁、冬瓜子、麦芽。

（2）炒焦　山楂、槟榔、麦芽。

（3）炒炭　蒲黄、槐米、地榆、荆芥。

（四）实验器具和材料

（1）实验器具　炉子、铁锅、铁铲、瓷盆、筛子、非接触红外测温仪、温度计、天平、竹匾等。

（2）实验材料　王不留行、牛蒡子、莱菔子、酸枣仁、冬瓜子、麦芽、山楂、槟榔、蒲黄、槐米、荆芥、地榆。

（五）实验方法

1. 炒黄

（1）炒王不留行　取净王不留行，置预热适度的锅内，中火加热，不断翻炒至大部分爆白花，迅速出锅，放凉。

成品性状：炒后种皮爆裂，80%以上爆裂成白花，体轻质脆。

（2）炒牛蒡子　取净牛蒡子，置预热适度的锅内，文火加热，不断翻炒至有密集爆裂声，香气逸出时，迅速出锅，放凉。

成品性状：炒后稍鼓起，手捻易碎，断面呈微黄色，有香味。

（3）炒莱菔子　取净莱菔子，置预热适度的锅内，文火加热，不断翻炒至有密集爆裂声，香气逸出，手捻易脱皮，种仁黄色，富油性，迅速出锅，放凉。

成品性状：炒后稍鼓起，色泽加深，质酥脆，有特异香气。

（4）炒酸枣仁　取净酸枣仁，置预热适度的锅内，文火加热，不断翻炒至微鼓起，有爆裂声，颜色微加深，香气逸出时，迅速出锅，放凉。

成品性状：呈紫红色，微鼓起，有裂纹，无焦斑，手捻种皮易脱落，有香气。

（5）炒冬瓜子　取净冬瓜子，置预热适度的锅内，文火加热，不断翻炒至表面略呈黄白色稍有焦斑，香气逸出时，迅速出锅，放凉。

成品性状：炒后呈黄白色，鼓起，有裂口，微有焦斑，具香气。

（6）炒麦芽　取净麦芽，置预热适度的锅内，文火加热，不断翻炒至表面棕黄色，鼓起，香气逸出时，迅速出锅，放凉。

成品性状：炒后稍鼓起，表面棕黄色或深黄色，偶见焦斑，有香气。

2. 炒焦

（1）焦山楂　取净山楂片，大小分档，置预热适度的锅内，先用文火后用中火加热，不断翻炒至表面焦褐色内部焦黄色，有焦香气逸出时，迅速出锅，放凉。

成品性状：表面呈焦褐色，具焦斑，内部焦黄色，具焦香气，酸味减弱。

（2）焦槟榔 取净槟榔片，大小分档，置预热适度的锅内，中火加热，不断翻炒至表面焦黄色，具焦斑时，迅速出锅，放凉。

成品性状：大部分为完整片状，表面焦黄色，具焦斑，有香气。

（3）焦麦芽 取净麦芽，置预热适度的锅内，先用文火后用中火加热，不断翻炒至表面焦褐色，鼓起，焦香气逸出，少部分爆花时，迅速出锅，放凉。

成品性状：呈焦褐色，膨胀。有焦香味，少部分爆花。

3. 炒炭

（1）蒲黄炭 取净蒲黄，搓碎结块，置预热适度的锅内，中火加热，不断翻炒至表面棕褐色，若有火星，喷淋少许清水，炒干，迅速出锅，放凉。

成品性状：呈均匀棕褐色，质轻，味涩，存性。

（2）槐米炭 取净槐米，置预热适度的锅内，中火加热，不断翻炒至表面焦褐色，发现火星可喷淋适量清水熄灭，炒干，出锅，放凉。

成品性状：表面焦褐色，保留原药外形，存性。

（3）荆芥炭 取净荆芥段，置预热适度的锅内，中火加热，不断翻炒至表面焦褐色，喷淋适量清水，灭尽火星，炒干，出锅，摊晾，放凉。

成品性状：呈均匀焦褐色，存性，香气减弱。

（4）地榆炭 取净地榆片，大小分档，置预热适度的锅内，武火加热，不断翻炒至表面呈焦黑色，内部棕褐色时，喷淋适量清水，灭尽火星，炒干，出锅，摊晾，放凉。

成品性状：形如地榆片，表面焦黑色，内部棕褐色。

（六）注意事项

1. 炒制前各种子类药材要进行净选去杂，大小分档，干燥。

2. 炒制过程中要控制好锅的预热温度、炒制火力和时间，并观察饮片色泽、形态、气味、质地的变化，达到规定程度时及时出锅，摊晾。

3. 炒制过程中应翻炒均匀，避免生熟不匀的现象，炒焦和炒炭过程中出现火星应及时喷洒适量清水，灭尽火星，以免燃烧灰化。出锅后一定要凉透，检查无复燃后再入库。

（七）思考题

1. 炒黄、炒焦、炒炭对药性各有什么影响？

2. 什么是火候？在炒制操作中应如何把握？

实验三　炒黄对种子类药材水溶性浸出物含量的影响

（一）实验目的

1. 掌握中药饮片水溶性浸出物的一般测定方法。

2. 通过对王不留行和莱菔子炒制前后水溶性浸出物的测定比较，分析炒制对种子类药物水溶性成分溶出的影响。

（二）实验原理

中药传统应用中有“逢子必炒”和“见子必捣”的用药经验。因种子类药材外表一般具有一层坚硬的种皮，在煎药过程中，水分不易浸润和渗入，药效成分不易煎出，且难以粉碎。经炒制后种皮破裂，质地疏松，易于粉碎和煎出药效成分。

（三）实验内容

1. 通过王不留行生品、炒品水溶性浸出物的测定比较，观察炒爆对王不留行水溶性成分溶出的影响。

2. 通过对莱菔子生品、炒品及粉碎后水溶性浸出物的测定比较，观察炒制与粉碎对莱菔子水溶性成分溶出的影响。

（四）实验器具和材料

（1）实验器具　扭力天平、分析天平、锥形瓶（250ml）、标准塞、球形冷凝管、漏斗、移液管（25ml、100ml）、蒸发皿、水浴锅、干燥器、电热恒温干燥箱等。

（2）实验材料　王不留行、炒王不留行饮片；莱菔子、炒莱菔子饮片及二者的粉末（20目）。

（五）实验方法

分别取王不留行生品及炒品，莱菔子生品、炒品及二者的粉末（20目）各约4g，称定重量（精确至0.01g），分别置于250ml的具塞锥形瓶中，各精密加入100ml水，密塞，称定重量，静置1小时后，各连接回流冷凝管，加热至沸腾，并保持微沸1小时，放冷后，取下锥形瓶，密塞，称定重量，各用水补足减失的重量，摇匀，各用干燥滤器滤过。各精密量取滤液25ml，分别置已干燥至恒重的蒸发皿中，在水浴上蒸干，置烘箱中于105℃干燥3小时，移置干燥器中冷却30分钟，迅速精密称定重量，以干燥品计算各供试品中水溶性浸出物的含量。

（六）注意事项

1. 过滤用容器要干燥。
2. 保持生、炒品实验条件一致。

（七）思考题

炒制对中药水溶性成分的溶出有什么影响？

实验四 茜草炒炭前后止血作用的比较

（一）实验目的

1. 通过测定小鼠出血与凝血时间，探讨炒炭对茜草止血作用的影响。
2. 掌握研究炒炭增强止血作用的原理和方法。

（二）实验原理

（1）凝血时间测定原理　凝血时间是指血液离体至凝固所需时间。血液离体后接触带负电荷的表面（玻璃），Ⅻ因子被激活，其后一系列的凝血因子相继活化，最后使纤维蛋白原转变成纤维蛋白，从而导致凝血。其时间长短主要与各种凝血因子的含量和功能有关。测定凝血时间的长短可以比较被测药物是否具有缩短或延长凝血时间的作用，判断药物能否增强止血作用。

（2）出血时间测定原理　出血时间是指血液流出至自然止血所需的时间，其长短与毛细血管功能、组织收缩力、组织因子、血小板数量和功能、纤溶等因素有关，其中影响最大的是血小板和毛细血管功能，凝血因子次之。测定药物对出血时间的影响，同样可以初步判断药物是否可以增强止血作用。

（三）实验内容

1. 炒炭法制备茜草炭样品。
2. 剪尾法测定出血时间、毛细血管法测定凝血时间。

（四）实验器具和材料

（1）实验器具　炒锅、铲子、天平、电炉、烧杯（200ml）、漏斗、石棉网、剪刀、秒表、注射器（1ml）、灌胃针头、滤纸、一次性采血毛细管（20μl）。

（2）实验材料　茜草生品、炭品。

（3）实验动物　健康小鼠（18～22g），雌雄各半。

（五）实验方法

1. 样品制备

（1）茜草炭制备　取茜草50g，置炒锅中，用武火加热，炒至外表焦黑褐色，如有火星，喷淋少许清水灭尽火星，炒干，立即取出放凉，称重，计算得率。

（2）供试品溶液的制备　取茜草、茜草炭各10g，分别置烧杯中，加水煎煮两次，每次1小时，第一次加10倍量水，第二次加8倍量水，滤过，合并滤液，浓缩至10ml（每1ml相当于1g原饮片）。

2. 出血和凝血时间测定

（1）测定出血时间　取小鼠，随机分组，标记，称重，按体重0.4ml/10g灌胃给药，半小时后测定出血时间。取滤纸卷成与小鼠身体大小差不多直径的滤纸筒，一端封闭，让小鼠钻入，固定小鼠于滤纸筒中并露出尾巴，然后用剪刀剪小鼠尾尖约3mm，从出血开始计时，每隔30秒用滤纸轻点小鼠尾尖伤口处，直至无血迹或看不清血迹为止，记录时间即为出血时间。

（2）凝血时间测定　测完出血时间后立刻用一次性采血毛细管于小鼠眼球静脉丛（眼眶内眦下插入）采血20μl，记时，每隔30秒折断一小段玻璃管，直至有血丝出现，记录时间即为凝血时间。

（3）结果处理　采用t检验、单因素方差分析比较其差异性。

（六）注意事项

1. 测定出血时间时，将小鼠固定在滤纸筒内，尽量使之保持安静，剪尾后滤纸应轻轻靠近小鼠尾尖伤口，切忌用力过猛或擦拭。

2. 测定凝血时间时，采血量应控制一致，因为采血量的多少对凝血时间有影响。

3. 在折断玻璃管时，动作要轻，不要刺破手指。

4. 制备炒炭样品时，应控制加热温度和时间，避免灰化。

（七）思考题

1. 中药炒炭的目的是什么？炭药在临床上常用于治疗哪些疾病？

2. 试分析对本实验结果有影响的因素有哪些？

实验五　槐米炒炭前后鞣质含量测定及止血作用比较

（一）实验目的

1. 了解槐米炒炭的目的和意义。

2. 通过对槐米炒炭前后鞣质含量及对小鼠出、凝血时间的测定，探讨“炒炭存性”和“炭药止血”的机理。

（二）实验原理

槐米中含有鞣质，炒炭适度可使鞣质含量增加，炒炭过度则可使鞣质含量降低。用2010年版《中华人民共和国药典》中规定的鞣质含量测定法测定槐米炒炭前后鞣质含量，可在一定程度上反映槐米“炒炭存性”的程度。通过测定槐米炒炭前后对实验小鼠出、凝血时间的影响，观察炒炭对其止血作用强弱的影响，并可综合分析炒炭前后成分变化与药效强弱的相关性。

（三）实验内容

采用紫外-可见分光光度法测定槐米炒炭前后鞣质的含量。通过测定小鼠出血及凝血时间，观察槐米炒炭前后止血作用的强弱。

（四）实验器具和材料

（1）实验器具　紫外-可见分光光度仪、分析天平、超声波清洗机、水浴锅、电炉、烧杯、量筒、漏斗、移液管（0.5ml、1ml、2ml、5ml、10ml、20ml、25ml）、棕色容量瓶（25ml、50ml、100ml、250ml）、具塞锥形瓶（100ml）、棕色贮液瓶、滤纸筒、滤纸条、毛细管（ϕ1mm）、秒表、小鼠灌胃器。

（2）实验材料　槐米、槐米炭；没食子酸对照品；磷钼钨酸、碳酸钠、干酪素及其他试剂（均为分析纯）。

（3）实验动物　健康小鼠18~22g，雌雄各半。

（五）实验方法

1. 槐米炒炭前后鞣质含量测定

（1）对照品溶液的制备　精密称取没食子酸对照品50mg，置100ml棕色容量瓶中，加水溶解并稀释至刻度，精密量取5ml，置50ml棕色容量瓶中，用水稀释至刻度，摇匀，即得（每1ml中含没食子酸0.05mg）。

（2）标准曲线的制备　精密量取对照品溶液0.5ml、1.0ml、2.0ml、3.0ml、4.0ml、5.0ml，分别置25ml棕色容量瓶中，各加入磷钼钨酸试液1ml，再分别加水11.5ml、11ml、10ml、9ml、8ml、7ml，用29%碳酸钠溶液稀释至刻度，摇匀，放置30分钟，以相应试剂为空白，于760nm波长处测定吸光度，以吸光度为纵坐标，浓度为横坐标，绘制标准曲线。

（3）供试品溶液的制备　分别取槐米及槐米炭粉碎成的粉末约5g，精密称定，置250ml棕色容量瓶中，加水150ml，放置30分钟，超声处理15分钟，放冷，用水稀释至刻度，摇匀，静置，滤过，弃去初滤液50ml，精密量取续滤液20ml，置100ml棕色容量瓶中，用水稀释至刻度，摇匀，即得。

（4）测定方法

总酚：精密量取供试品溶液2ml，置25ml棕色容量瓶中，照标准曲线制备项下的方法，自“加入磷钼钨酸试液1ml”起，加水10ml，依法测定吸光度，从标准曲线中读出供试品溶液中没食子酸的量（mg），计算，即得。

不被吸附的多酚：精密量取供试品溶液25ml，加至已盛有干酪素0.6g的100ml具塞锥形瓶中，密塞，置30℃水浴中保温1小时，时时振摇，取出，放冷，摇匀，滤过，弃去初滤液，精密量取续滤液2ml，置25ml棕色容量瓶中，照标准曲线制备项下的方法，自“加入磷钼钨酸试液1ml”起，加水10ml，依法测定吸光度，从标准曲线中读出供试品溶液中没食子酸的量（mg），计算，即得。

按下式计算鞣质的含量：

鞣质含量＝总酚量－不被吸附的多酚量

2. 槐米炒炭前后对小鼠出、凝血时间的影响

（1）煎液的制备　分别取槐米生、炭品适量，称重，分别加8倍量水，浸泡30分钟，煎煮30分钟，滤过，药渣再加4倍量水，煎煮20分钟，滤过，合并两次煎液，水浴浓缩至0.5g原饮片/ml。

（2）出血时间的测定　取小鼠，随机分组，标记，称重，以煎液按小鼠体重0.4ml/10g灌胃，固定小鼠于滤纸筒中，露出尾巴，30分钟后剪去鼠尾部3mm，每隔30秒用滤纸吸取鼠尾伤口血滴，但不能挤压断面，直到血流自然停止为止，记录出血时间，对所得结果进行显著性比较，求得 P 值。

（3）凝血时间的测定　取小鼠，随机分组，标记，称重，以煎液按小鼠体重0.4ml/10g灌胃，30分钟后，用毛细管（ϕ1mm）插入小鼠左眼内眦，球后静脉丛取血，至毛细血管内血柱达5cm时取出，记时，每隔30秒轻轻折断毛细管一段，若有血丝出现，即为凝血，记录凝血时间，对所得结果进行显著性比较，求得 P 值。

（六）注意事项

1. 槐米宜在60℃干燥；槐米炒炭时，炒制温度不得超过250℃。
2. 鞣质含量测定应避光操作。
3. 灌胃操作要正确，灌胃剂量要准确。
4. 测定出血时间时，应将小鼠固定在滤纸筒内，使其尽量保持安静。
5. 测定凝血时间时，每次毛细血管内血柱要基本一致，并要轻折毛细管。

（七）思考题

1. 鞣质含量测定应避光操作，为什么？

2. 试用所学过的中药化学、中药药理学、中药炮制学等理论知识，查找有关资料，分析槐米炒炭增强止血作用的机理。

实验六　加固体辅料炒法

（一）实验目的

1. 了解加固体辅料炒法的目的和意义。
2. 掌握麸炒、米炒、土炒、砂炒、蛤粉炒、滑石粉炒的基本操作方法。
3. 掌握麸炒、米炒、土炒、砂炒、蛤粉炒、滑石粉炒的火候控制及质量标准。
4. 掌握加固体辅料炒的注意事项。

（二）实验原理

1. 固体辅料具有中间传热体的作用，能使药物受热均匀，炒后的饮片色泽一致，外观质量好，质地酥脆，易于粉碎，有效成分易于煎出，利于调剂和制剂。

2. 砂及滑石粉等固体辅料由于质地坚硬，传热较快，与药材接触面积较大，可使其受热均匀。砂炒及滑石粉炒因火力较强，温度较高，故适用于炒制质地坚硬或韧性较大的动物类药物。此外，砂炒及滑石粉炒可使某些药物的毒性成分结构改变或破坏，从而降低其毒性。

3. 米与药物同炒，一方面米能吸附某些昆虫类药物的毒性成分，另一方面，加热也能使毒性成分破坏，故能降低药物的毒性。

4. 蛤粉炒由于火力较弱，而且蛤粉颗粒细小，传热作用较慢，使药物缓慢均匀受热，因此适于炒制胶类药物。

（三）实验内容

（1）麸炒　苍术、枳壳、枳实。
（2）米炒　党参、斑蝥。
（3）土炒　山药、白术。
（4）砂炒　鸡内金、穿山甲、马钱子。
（5）蛤粉炒　阿胶。
（6）滑石粉炒　刺猬皮、水蛭。

（四）实验器具和材料

（1）实验器具　煤气炉、电炒锅、炒药铲、大中小号搪瓷盘（具盖）、天平、筛子、温度计、烧杯。

（2）实验材料　苍术、枳壳、枳实、党参、斑蝥、山药、白术、鸡内金、穿山甲、马钱子、阿胶、刺猬皮、水蛭饮片；麦麸、米、土、砂、蛤粉、滑石粉。

（五）实验方法

1. 麸炒

用中火或武火先将锅预热，再将麦麸均匀撒入热锅中，至起烟时投入药物，不断翻动并适当控制火力，炒至药物表面呈黄色或深黄色时取出，筛去麦麸，放凉。

麦麸用量一般为：每 100kg 药物，用麦麸 10～15kg。

（1）麸炒苍术　将麦麸撒入热锅内，中火加热至冒烟时投入苍术片，不断翻炒至苍术表面深黄色时，取出，筛去麦麸，放凉。每 100kg 苍术片，用麦麸 10kg。

成品性状：表面呈深黄色，有香气。

（2）麸炒枳壳　将麦麸撒入热锅内，中火加热至冒烟时投入枳壳片，不断翻动，炒至枳壳表面淡黄色时，取出，筛去麦麸，放凉。每 100kg 枳壳片，用麦麸 10kg。

成品性状：表面呈深黄色，内部淡黄色，具香气。

（3）麸炒枳实　将麦麸撒入热锅内，中火加热至冒烟时投入枳实片，快速翻炒至枳实表面淡黄色时，取出，筛去麦麸，放凉。每 100kg 枳实片，用麦麸 10kg。

成品性状：有焦斑，质脆易折断，气焦香。

2. 米炒

将锅预热，加入定量的米，用中火炒至冒烟时投入药物，拌炒至一定程度，取出，筛去米，放凉。

米的用量一般为：每 100kg 药物，用米 20kg。

（1）米炒党参　将米置热锅内，用中火加热炒至冒烟时投入党参片，拌炒至党参表面深黄色时，取出，筛去米，放凉。每 100kg 党参片，用米 20kg。

成品性状：表面呈老黄色，微有褐色斑点，具香气。

（2）米炒斑蝥　将米置热锅内，用中火加热炒至冒烟，投入净斑蝥拌炒，至米呈黄棕色，取出，筛去米，放凉。每 100kg 斑蝥，用米 20kg。

成品性状：微挂火色，臭气轻微。

3. 土炒

将灶心土碾成细粉（或赤石脂粉），放入锅内，用中火加热炒至灵活状态时投入药物，翻炒至药物表面挂土粉，并透出香气时，取出，筛去土粉，放凉。

土的用量一般为：每 100kg 药物，用灶心土 25～30kg。

（1）土炒山药　将土粉置锅内，用中火加热炒至灵活状态，投入山药片拌炒，至山药表面均匀挂土粉时，取出，筛去土粉，放凉。每 100kg 山药片，用灶心土 30kg。

成品性状：表面轻挂薄土，呈土黄色，无焦黑斑和焦苦味，具土香气。

（2）土炒白术　将土粉置锅内，用中火加热炒至土呈灵活状态，投入白术片拌炒，至白术表面均匀挂上土粉时，取出，筛去土粉，放凉。白术片每 100kg，用灶心土 25kg。

成品性状：表面呈黄土色，附有细土末，有土香气。

4. *砂炒*

取净砂置锅内，用武火加热至滑利状态、容易翻动时，投入药物，拌炒至质地酥脆或鼓起，外表呈黄色或较原色加深时取出，筛去砂，放凉；或趁热投入醋中略浸，取出干燥。砂的用量以能掩盖所加药物为度。

（1）砂炒鸡内金　取净砂置热锅内，用中火加热至滑利容易翻动时，投入大小一致的净鸡内金，不断翻炒至鼓起、卷曲、酥脆、呈深黄色时，立即取出，筛去砂，放凉。

成品性状：膨胀鼓起，表面金黄色，质脆，具焦香气。

（2）炮山甲　取净砂置热锅内，用武火加热至滑利容易翻动时，投入大小一致的净穿山甲片，拌炒至鼓起呈金黄色时，取出，筛去砂子，及时倒入醋中，搅拌，稍浸，捞出，干燥。每 100kg 穿山甲，用米醋 30kg。

成品性状：膨胀鼓起，边缘向内卷曲，表面金黄色，质脆，略有醋气。

（3）砂炒马钱子　将净砂置热锅内，武火加热，至滑利容易翻动时，投入马钱子，不断翻炒，至外表呈棕褐色或深褐色，两面鼓起，质松脆，敲碎可见内部鼓起小泡时，取出，筛去砂，放凉。

成品性状：表面呈深褐色或棕褐色，两面鼓起，击之易碎，内面具鼓起小泡，具苦香味。

5. *蛤粉炒*

将研细过筛后的蛤粉置热锅内，用中火加热至蛤粉呈滑利灵活状态时投入药物，拌炒至膨胀鼓起，内部疏松时取出，筛去蛤粉，放凉。

蛤粉的用量一般为：每 100kg 药物，用蛤粉 30～50kg。

蛤粉炒阿胶　将蛤粉置热锅内，中火加热炒至灵活状态时投入阿胶丁，不断翻炒至阿胶鼓起呈圆球形、内无溏心时取出，筛去蛤粉，放凉。每 100kg 阿胶丁，用蛤粉 40kg。

成品性状：呈类圆球形，表面灰白色至灰褐色，内无溏心，质轻而脆，中空，略成海绵状。

6. *滑石粉炒*

将滑石粉置热锅内，用中火加热至滑利灵活状态时投入药物，拌炒至药物质酥或鼓起或颜色加深时取出，筛去滑石粉，放凉。

每 100kg 药物，用滑石粉 40～50kg。

（1）滑石粉炒刺猬皮　取滑石粉置热锅内，中火加热炒至灵活状态，投入净刺猬皮块，不断翻炒至刺尖卷曲、质地发泡时，取出，筛去滑石粉，放凉。每 100kg 刺猬皮，用滑石粉 40kg。

成品性状：表面鼓起，焦黄色，质地发泡，刺卷曲，皮部边缘向内卷曲，微有腥臭味。

（2）滑石粉炒水蛭　取滑石粉置热锅内，中火加热炒至灵活状态，投入水蛭段，不断翻炒至微鼓起、呈黄棕色时，取出，筛去滑石粉，放凉。每100kg水蛭，用滑石粉40kg。

成品性状：呈淡黄色或黄棕色，微鼓起，质松脆，易碎，有腥气。

（六）注意事项

1. 药物应经过净选加工、干燥处理，并且大小分档。

2. 麸炒应待麸入热锅后烟起入药，可先取少量麦麸投锅预试，以“麸下烟起”为度。如火力太小或锅不够热，达不到熏炒要求，成品难以挂色均匀。

3. 土、砂、蛤粉、滑石粉炒时，应先将辅料加热至灵活状态再投药物拌炒。

4. 米炒加热温度不宜过高，否则会使药材烫焦，影响质量。炮制昆虫类药物时，由于昆虫色泽较深不易观察，一般以米的色泽观察火候，炒至米变焦黄色或焦褐色为度。

5. 土炒应控制加热温度。土温过低，药物挂不上土，颜色也不易改变；土温过高，易使药物焦化。

6. 砂炒时一般都用武火，温度较高，操作时翻动要勤，且不断用砂掩埋药物，成品出锅要快，并要立即将砂筛去。有需醋浸淬的药物，砂炒后应趁热浸淬、干燥。马钱子炮制温度和时间应严格掌握。一般认为砂温以240℃～250℃为宜。

7. 鸡内金炮制时，砂温控制很重要，太高，鸡内金立即卷曲融化沾砂；太低，鸡内金不易发泡酥脆。一般炒制时，可先投入一小片鸡内金埋入炒热的砂中观察，待见掩埋处砂动，鸡内金发泡鼓起时，立即投入鸡内金翻炒。翻炒动作要迅速，翻炒至需要的程度时，应迅速出锅，筛去砂。

8. 蛤粉炒时，胶类药物入锅后翻炒速度要快而均匀，否则会引起互相粘连，造成不圆整而影响外观。炒制时火力应适当，温度太高药物易粘结、焦煳，太低则易“烫僵”，药物不圆、鼓起不充分、内有溏心。

9. 滑石粉炒时应适当调节火力，防止药物生熟不均或焦化。

10. 炒制毒性药物如斑蝥时应注意采取安全防护措施，防止中毒。炮制后的米要妥善处理，以免伤害人畜，发生意外事故。炒过毒剧药物的辅料，不能再用于炒制其他药物，也不可乱倒，应妥善处理或保管。

11. 马钱子、斑蝥属毒剧药品，应严格按照《医疗用毒性药品管理办法》妥善保管。

（七）思考题

1. 实验药物加入固体辅料炮制的目的是什么？

2. 为什么加辅料炒时应控制适当的温度，温度过高或过低对药物有何影响？

3. 斑蝥怎样炮制？操作时应注意什么问题？生斑蝥为什么有毒不能内服？炮制能降低毒性的原理是什么？

4. 砂炒马钱子炮制方法中关键控制点是什么？

实验七 砂炒对马钱子毒性成分及对小鼠 LD_{50} 的影响

（一）实验目的

1. 掌握马钱子的炮制减毒方法。
2. 初步阐明马钱子砂炒减毒的基本原理。

（二）实验原理

根据2010年版《中华人民共和国药典》马钱子项下制马钱子的炮制方法，采用砂烫法将净马钱子烫至鼓起并显棕褐色或深棕色。马钱子为种子类药材，坚硬，毒性大，采用砂作为加热的传热介质，一方面经过加热后的砂温较高，高温下马钱子中的毒性化合物可被破坏；另一方面，砂子细小，具有滚动性，加热后的砂在翻动过程中，可以均匀地传递热量给马钱子，使马钱子受热均匀一致，炒制程度易于掌握，不至于炒焦或炭化。

研究表明，马钱子主要含有生物碱类化合物，其中以士的宁（又名番木鳖碱，Strychnine）和马钱子碱（又名布鲁生，Brucine）的含量较高，它们既是镇痛有效成分又是有毒成分，马钱子碱的药理作用强度仅为士的宁的2.5%。马钱子生品经砂炒炮制后，马钱子碱的含量大幅下降，士的宁的含量则下降较少，因此，通过炮制可以有效减少疗效较差的毒性生物碱马钱子碱。进一步研究发现，采用砂烫法炮制马钱子时，由于高温加热可以使其中所含士的宁、马钱子碱等毒性较大的生物碱的醚键断裂、开环，转化成为异士的宁、异马钱子碱、士的宁氮氧化物、马钱子碱氮氧化物、异士的宁氮氧化物、异马钱子碱氮氧化物等毒性较小的生物碱，从而大大降低马钱子的毒性。

士的宁在碱性条件下以游离形式存在而易溶于三氯甲烷，因此，可利用一步法，即以三氯甲烷和浓氨试液混合溶液作为溶剂从马钱子中直接提取出目标化合物。然后，通过调pH值、液液萃取法进一步纯化除杂，再利用RP－HPLC法，以 C_{18} 为固定相，亲水性溶液为流动相，测定供试品溶液中的士的宁和马钱子碱含量。

采用薄层色谱法，以硅胶G为吸附剂，碱性弱极性溶液为展开剂，以士的宁和马钱子碱为对照进行马钱子生品与制品的鉴别。

通过对马钱子生品和炮制品的 LD_{50} 测定，比较马钱子生品和炮制品的毒性。

（三）实验内容

1. 砂烫法炮制马钱子。
2. RP－HPLC法测定马钱子生品和制品中士的宁和马钱子碱的含量。
3. TLC法鉴别马钱子生品和制品生物碱。

4. 马钱子生品和炮制品对小鼠 LD_{50}测定。

（四）实验器具和材料

（1）实验器具　电子天平、万能粉碎机、超声波清洗机、高效液相色谱仪、容量瓶（10ml）、三号筛、具塞锥形瓶（50ml）、中速定量滤纸、分液漏斗、广泛 pH 试纸。

（2）实验材料　马钱子（马钱或云南马钱的干燥成熟种子）、洁净河砂；硅胶 G、CMC－Na、C_{18}色谱柱、氢氧化钠、碘化铋钾、三氯甲烷、浓氨水、正己烷、甲醇、无水乙醇、浓硫酸、浓盐酸、乙酸、二乙胺、三乙胺、乙酸乙酯（均为分析纯）、纯净水；士的宁、马钱子碱对照品。

（3）实验动物　健康小鼠（18～22g），雌雄各半。

（五）实验方法

1. 制马钱子的制备

取净马钱子，称重。取洁净的河砂放入锅内，用武火加热至灵活状态后，投入大小一致的净马钱子，不断翻动，烫至鼓起并显棕褐色或深棕色，取出，筛去河砂，摊开放凉，称重，计算得率。

2. RP－HPLC 法测定马钱子生品和制品中士的宁和马钱子碱的含量

（1）色谱条件及系统适应性试验　以十八烷基硅烷键合硅胶为填充剂；以［水－乙酸－三乙胺（230：2.4：0.3）］－甲醇（75：25）为流动相，流速 1ml/min，检测波长 255nm。理论板数按士的宁峰计算应不低于 5000。

（2）供试品溶液的制备　取马钱子生品和制品粉末各约 0.5g（过三号筛），精密称定，分别置具塞锥形瓶中，精密加入三氯甲烷 25ml 与浓氨试液 1ml，密塞，轻轻振摇，超声提取 1 小时，滤过，精密量取滤液 10ml，置分液漏斗中，用硫酸溶液（3→100）萃取 5 次，每次 15ml，合并硫酸液，加浓氨试液调节 pH 9～10，加入三氯甲烷萃取 5 次，每次 20ml，合并三氯甲烷液，回收三氯甲烷至干，残渣加适量乙酸乙酯溶解，转移至 10ml 容量瓶中，并稀释至刻度，摇匀，即得。

（3）对照品溶液的制备　分别精密称取士的宁对照品 6mg、马钱子碱对照品 5mg，分别置 10ml 容量瓶中，加无水乙醇溶解并稀释至刻度，摇匀，作为士的宁、马钱子碱对照品储备液。分别精密吸取士的宁、马钱子碱对照品储备液各 2ml，置同一 10ml 容量瓶中，用无水乙醇稀释至刻度，摇匀，即得混合对照品溶液。

（4）标准曲线的绘制　分别精密吸取以上混合对照品溶液 5、10、20、30、50μl，在上述色谱条件下，注入液相色谱仪，测定峰面积，以对照品进样量为横坐标，峰面积为纵坐标绘制标准曲线。

（5）样品含量测定　精密吸取各供试品溶液 5μl，注入液相色谱仪，测定峰面积，并根据标准曲线计算各样品中士的宁和马钱子碱的含量。

3. TLC 法定性分析马钱子总生物碱

（1）薄层板的制备　称取薄层层析用硅胶 G 3g，置研钵中，加 9ml 0.5% CMC－Na，研磨 5 分钟，至成糊状后，立即倒在洁净的玻璃板（5cm×20cm）的中心线上，使糊状物快速均匀地分布在整个板面上，厚度约 0.25mm，然后平放于桌面上自然晾干，于 105℃的烘箱内活化约 30 分钟，取出，放入干燥器内备用。或采用预制板。

（2）供试品溶液的制备　取马钱子生品和制品粉末各 0.5g，分别置具塞锥形瓶中，加入三氯甲烷－乙醇（10∶1）混合溶液 5ml 与浓氨试液 1ml，密塞，振摇 5 分钟，放置 2 小时，滤过，滤液作为供试品溶液。

（3）对照品溶液的制备　分别精密称取士的宁和马钱子碱对照品各 2mg，置 1ml 容量瓶中，加三氯甲烷制成每 1ml 各含 2mg 对照品混合溶液，作为对照品溶液。

（4）样品的检测　精密吸取供试品溶液和对照品溶液各 10μl，分别点于同一硅胶 G 薄层板上，以甲苯－丙酮－乙醇－浓氨试液（4∶5∶0.6∶0.4）为展开剂，展开，取出，晾干，喷以稀碘化铋钾试液。供试品色谱中，在与对照品色谱相应的位置上，显相同颜色的斑点。

4. 急性毒性试验

分别称取马钱子生品和制品粉末约 5g，精密称定，加入三氯甲烷 100ml 与浓氨试液 5ml，密塞，轻轻振摇，超声提取 1 小时，滤过，滤液置分液漏斗中，用硫酸溶液（3→100）提取 5 次，每次 50ml，合并硫酸液，加浓氨试液调节 pH 值至 9～10，加入三氯甲烷萃取 5 次，每次 100ml，合并三氯甲烷液，回收三氯甲烷至干，制成马钱子生品和制品总生物碱。取马钱子生品和制品总生物碱各 10mg，精密称定，分别用 1mol/L 盐酸 0.5ml 溶解，再用 1mol/L 氢氧化钠调 pH 至 6～6.5，并稀释至适当浓度。选取健康小鼠，随机分为 4 组，每组 4 只，参照药理实验方法学中急性毒性预试的试验方法，进行预试，确定 100% 致死剂量（D_{max}）和 0% 至死剂量（D_{min}），再按适当的等比级数确定给药剂量。生品和制品各选用小鼠 50 只，分为 5 个剂量组，腹腔注射各样品 0.2ml/kg，记录给药后 2 小时内小鼠的死亡情况，统计死亡率，并用 Bliss 法计算 LD_{50} 及 95% 可信限。

（六）实验注意事项

1. 马钱子具有较强的毒性，在炮制和提取时要戴橡胶手套操作，注意做好安全防护。

2. 马钱子总生物碱萃取要完全，以士的宁和马钱子碱对照品为对照，薄层层析检测三氯甲烷层中无生物碱检出。

（七）思考题

1. 马钱子经炮制后其主要生物碱成分士的宁和马钱子碱发生了何种变化？

2. 为什么选用马钱子总生物碱进行急性毒性实验，而不用一般煎煮液？

实验八 炙 法

（一）实验目的

1. 了解各种炙法的目的和意义。

2. 掌握各种炙法的操作方法、注意事项、成品规格、辅料选择和一般用量。

（二）实验原理

液体辅料酒、醋、蜜、盐水、姜汁、羊脂油与药物一起炮制，在炮制过程中，辅料被吸入到药物中，使得药物在性味、功效、作用趋向、归经和理化性质方面均能发生某些变化，从而起到降低毒性、抑制偏性、增强疗效、矫臭矫味、有效成分易于溶出等作用，有利于疗效的发挥。如酒炙黄连，辅料酒可促进黄连中有效成分的脱吸附，利于黄连中有效成分的溶出；又如延胡索醋炙后，难溶于水的生物碱与醋酸结合成盐，增大其溶解度，从而利于药材中有效成分的提取和临床止痛疗效的发挥。

（三）实验内容

（1）酒炙　当归、黄芩、黄连、白芍。

（2）醋炙　乳香、香附、柴胡、延胡索。

（3）盐炙　杜仲、黄柏、知母、车前子。

（4）蜜炙　甘草、百合、麻黄、黄芪。

（5）姜炙　厚朴、竹茹。

（6）油炙　淫羊藿。

（四）实验器具和材料

（1）实验器具　电炉或煤气灶、锅铲、铁锅、搪瓷盘、量筒、台秤、纱布。

（2）实验材料　当归、黄芩、黄连、白芍、乳香、香附、柴胡、延胡索、杜仲、黄柏、知母、车前子、甘草、百合、麻黄、黄芪、厚朴、竹茹、淫羊藿饮片；黄酒、米醋、炼蜜、食盐、生姜、羊脂油等。

（五）实验方法

1. 酒炙

（1）当归　取净当归片，用黄酒拌匀，稍闷润，待酒被吸尽后，置预热适度的炒制容器内，用文火加热，炒至深黄色，取出晾凉。筛去碎屑。每100kg当归，用黄酒10kg。

成品性状：呈深黄色，略具焦斑，有酒香气。

（2）黄芩　取净黄芩片，用黄酒拌匀，稍闷润，待酒被吸尽后，置预热适度的炒制容器内，文火加热，炒至棕黄色，取出晾凉。筛去碎屑。每100kg黄芩，用黄酒10kg。

成品性状：呈棕黄色，稍有焦斑，微有酒气。

（3）黄连　取净黄连片，用黄酒拌匀，稍闷润，待酒被吸尽后，置预热适度的炒制容器内，用文火加热，炒干，片面色泽加深，取出晾凉。筛去碎屑。每100kg黄连，用黄酒12.5kg。

成品性状：颜色加深，味苦，微有酒气。

（4）白芍　取净白芍片，用黄酒拌匀，稍闷润，待酒被吸尽后，置预热适度的炒制容器内，用文火加热，炒干，片面呈微黄色，取出晾凉。筛去碎屑。每100kg白芍，用黄酒10kg。

成品性状：呈微黄色，微有酒气。

2. 醋炙

（1）乳香　取净乳香，置预热适度的炒制容器内，用文火加热，炒至冒烟，表面微熔，喷淋定量米醋，边喷边炒至表面呈油亮光泽时，取出晾凉。每100kg乳香，用米醋10kg。

成品性状：颜色加深，表面黄棕色具油亮光泽，微透明，具醋气。

（2）香附　取净香附粒或片，用米醋拌匀，稍闷润，待醋被吸尽后，置预热适度的炒制容器内，文火加热，炒至香附微挂火色、片面色泽加深，取出晾凉。筛去碎屑。每100kg香附，用米醋20kg。

成品性状：颜色加深，微挂火色，具醋气。

（3）柴胡　取净柴胡片，用米醋拌匀，稍闷润，待醋被吸尽后，置预热适度的炒制容器内，用文火加热，炒至柴胡微挂火色，取出晾凉。筛去碎屑。每100kg柴胡，用米醋20kg。

成品性状：色泽加深，具醋气。

（4）延胡索　取净延胡索片或颗粒，用米醋拌匀，稍闷润，待醋被吸尽后，置预热适度的炒制容器内，文火加热，炒至黄褐色，取出晾凉。筛去碎屑。每100kg延胡索，用米醋20kg。

成品性状：呈黄褐色，略具醋气。

3. 盐炙

（1）杜仲　取净杜仲丝或块，用食盐水拌匀，稍闷润，待盐水被吸尽后，置预热适度的炒制容器内，中火加热，炒至颜色加深，有焦斑，丝易断时，取出晾凉。筛去碎屑。每100kg杜仲，用食盐2kg。

成品性状：颜色加深，有焦斑，银白色橡胶丝减少，弹性减弱，折断后丝易断，并略具咸味。

（2）黄柏　取净黄柏丝或块，用食盐水拌匀，稍闷润，待盐水被吸尽后，置预热适度的炒制容器内，用文火加热，炒干，呈深黄色，取出晾凉。筛去碎屑。每100kg黄柏，用食盐2kg。

成品性状：呈深黄色，有少量焦斑，稍有咸味。

（3）知母　取净知母片，置预热适度的炒制容器内，文火加热，炒至变色，喷淋盐水，炒干，取出晾凉。筛去碎屑。每100kg知母，用食盐2kg。

成品性状：色泽加深，偶有焦斑，稍有咸味。

（4）车前子　取净车前子，置预热适度的炒制容器内，文火加热，炒至略有爆裂声、微鼓起时，喷淋盐水，炒干，取出晾凉。每100kg车前子，用食盐2kg。

成品性状：呈黑褐色或黄棕色，稍有咸味。

4. 蜜炙

（1）甘草　取炼蜜加适量开水稀释混匀后，淋入净甘草片中拌匀，闷润，置预热适度的炒制容器内，文火加热，炒至表面深黄色、不粘手时，取出晾凉。筛去碎屑。每100kg甘草，用炼蜜25kg。

成品性状：呈深黄色，微有光泽，味甜，具焦香气。

（2）百合　取净百合，置预热适度的炒制容器内，文火加热，炒至颜色加深时，加入用少量开水稀释过的炼蜜，迅速翻炒均匀，继续炒至黄色、不粘手时，取出晾凉。筛去碎屑。每100kg百合，用炼蜜5kg。

成品性状：呈黄色，偶见焦斑，光泽明显，味甘微苦。

（3）麻黄　取炼蜜加适量开水稀释混匀后，淋入净麻黄段中拌匀，闷润，置预热适度的炒制容器内，用文火加热，炒至表面深黄色、不粘手时，取出晾凉。筛去碎屑。每100kg麻黄，用炼蜜20kg。

成品性状：呈深黄色，稍有光泽，略具黏性，有蜜香气，味甜。

（4）黄芪　取炼蜜加适量开水稀释混匀后，淋入净黄芪片中拌匀，闷润，置预热适度的炒制容器内，用文火加热，炒至表面深黄色、不粘手时，取出晾凉。筛去碎屑。每100kg黄芪，用炼蜜25kg。

成品性状：呈深黄色，略带黏性，有蜜香气，味甜。

5. 姜炙

（1）厚朴　取厚朴丝，加姜汁拌匀，闷润，待姜汁被吸尽后，置预热适度的炒制容器内，文火加热，炒干，取出晾凉。筛去碎屑。每100kg厚朴，用生姜10kg。

成品性状：色泽加深，略具姜的辛辣气味。

（2）竹茹　取竹茹段或团，加姜汁拌匀，稍润，待姜汁被吸尽后，置预热适度的炒制容器内，用文火加热，如烙饼法将两面烙至微黄色，取出晾凉。每100kg竹茹，用生姜10kg。

成品性状：黄色，有少许焦斑，微有姜的气味。

6. 油炙

淫羊藿　取羊脂油置锅内加热熔化，加入淫羊藿丝，用文火加热，炒至微黄色，取出晾凉。每 100kg 淫羊藿丝，用羊脂油（炼油）20kg。

成品性状：表面微黄色，润泽光亮，质脆。具油香气。

（六）注意事项

1. 各炙法中采用先拌辅料后炒炙的药，一定要闷润至辅料完全被吸收或渗透至药物组织内部后，才可以进行炒制。酒炙药物闷润时，容器要加盖密封，以防止酒迅速挥发。采用先炒药后加辅料的药物，辅料要均匀喷洒在药物上，不要沿着锅壁加入，以免辅料迅速蒸发，达不到炙法的目的。

2. 若液体辅料用量较少，不易与药物拌匀时，可先加适量开水稀释后，再与药物拌润。

3. 在炙炒时，火力不可过大，翻炒宜勤，一般要求炒干，药物颜色加深时，即可出锅摊晾。

4. 姜汁、炼蜜的制备，见总论中“中药炮制辅料及质量要求”。

（七）思考题

1. 实验中各药炮制的目的是什么？

2. 蜜炙、盐炙法所用辅料如何制备？

3. 为什么乳香、百合、车前子、知母等药物炮制常采用先炒药后加辅料的方法？

实验九　醋炙延胡索对延胡索乙素含量和镇痛作用的影响

（一）实验目的

1. 掌握延胡索的炮制方法及炮制原理。

2. 通过延胡索炮制前后生物碱的含量测定及镇痛实验了解延胡索炮制的意义。

（二）实验原理

（1）延胡索的炮制及其增效原理　按照 2010 年版《中华人民共和国药典》延胡索项下的炮制方法，采用醋炙法炮制延胡索，可以增强其行气止痛作用，广泛用于身体各部位的多种疼痛。延胡索中具有止痛作用的有效成分延胡索甲素、乙素和丑素等，均属于难溶于水的游离生物碱，醋炙后可使游离生物碱与醋酸结合成易溶于水的醋酸盐，提高溶出率。由于延胡索生物碱的含量高低与止痛效力成正比，故醋炙后因延胡索乙素等生物碱含量增加而增强了止痛作用。

（2）镇痛实验原理　本实验采用小鼠腹腔注射醋酸溶液，引起疼痛刺激，如腰部收缩、扭体以及蠕行等不同方式的痛觉反应。对照空白组和给药组，以反映醋制延胡索的镇痛作用。

（三）实验内容

1. 延胡索的炮制。
2. 延胡索及其醋炙品中延胡索乙素的含量测定。
3. 醋酸扭体法比较延胡索生品、制品的镇痛作用。

（四）实验器具和材料

（1）实验器具　炒锅、锅铲、煤气灶、搪瓷盘、切药刀、标准筛（50 目，即三号筛）、研钵、高效液相色谱仪、分析天平（1/100000）、水浴锅、容量瓶（10ml、5ml）、圆底烧瓶（50ml）、平底烧瓶（100ml）、移液管（25ml、50ml）、回流及回收装置、烧杯、玻璃漏斗、锥形瓶、量筒、注射器、微孔滤膜、微量进样器、流动相过滤装置。台式天平、烧杯（1000ml）、秒表、注射器、小鼠笼。

（2）实验材料　延胡索、米醋；甲醇（分析纯和色谱纯）、浓氨水、0.1%磷酸、三乙胺、蒸馏水、生理盐水、0.6%醋酸溶液、苦味酸（动物标号用）；延胡索乙素对照品。

（3）实验动物　健康成年 ICR 雄性小鼠（18～22g）。

（五）实验方法

1. 延胡索的炮制

（1）延胡索　取原药材，除去杂质，大小分开，洗净，稍浸，润透，切厚片，干燥，筛去碎屑。或洗净、干燥后捣碎。

（2）醋延胡索

醋炙法：取净延胡索或延胡索片，称重，加入定量的米醋拌匀，闷润至醋被吸尽后，置炒制容器内，文火加热，炒干，取出晾凉。称重，计算得率。

醋煮法：取净延胡索，加入定量的米醋与适量清水（以平药面为宜），置煮制容器内，文火加热煮至透心、醋液被吸尽时，取出，晾至 6 成干，切厚片，晒干。称重，计算得率。每 100kg 延胡索，用米醋 20kg。

2. 延胡索及其炮制品中延胡索乙素的含量测定

（1）色谱条件与系统适用性试验　以十八烷基硅烷键合硅胶为填充剂，以甲醇－0.1%磷酸溶液（三乙胺调 pH 6.0）（55∶45）为流动相，检测波长为 280nm。理论板数按延胡索乙素峰计算应不低于 3000。

（2）对照品溶液的制备　精密称取延胡索乙素对照品适量，加甲醇制成每 1ml 含 46μg 的溶液，即得。

（3）供试品溶液的制备　分别取延胡索生品、延胡索醋制品粉末（过三号筛）约 0.5g，精密称定，置 100ml 平底烧瓶中，精密加入浓氨试液－甲醇（1∶20）混合溶液 50ml，称定重量，冷浸 1 小时后加热回流 1 小时，放冷，再称定重量，用浓氨试液－甲醇（1∶20）

混合溶液补足减失的重量，摇匀，滤过。精密吸取续滤液 25ml，置 50ml 圆底烧瓶中，回收溶剂至干，残渣加甲醇溶解，转移至 5ml 容量瓶中，并稀释至刻度，摇匀，滤过，取续滤液，即得。

（4）标准曲线的制备和测定　将对照品溶液按照不同的比例进行稀释，精密吸取各不同稀释倍数的对照品溶液各 10μl，注入液相色谱仪，按照标准曲线的测定方法，进行测定，制备标准曲线。

（5）样品测定　分别精密吸取对照品溶液与供试品溶液各 10μl，注入液相色谱仪，测定，根据标准曲线计算含量。

3. 醋酸扭体法比较延胡索炮制前后的镇痛作用

（1）供试品溶液的制备　取延胡索生品及醋炙品各 25g，分别煎煮，第一次加水 400ml、第二次加水 250ml 煎煮 2 次，每次 25 分钟，滤过，合并滤液，浓缩至 100ml 备用。

（2）实验方法　取小鼠随机分为 3 组，每组 10 只，分别灌以生理盐水和延胡索生品供试液、延胡索醋炙品供试液 0. 3ml/10g，40 分钟后，各鼠腹腔注射 0. 6% 醋酸 0. 1ml/10g，注射后立即启动秒表，记录扭体潜伏期及 0～15 分钟、15～30 分钟的扭体次数。

（3）实验结果

表 2－1　动物扭体潜伏期和单位时间内的扭体次数

编号	体重（g）	药物	给药量（ml）	扭体潜伏期（秒）	扭体次数（次/10 分钟）	
					0～15 分钟	15～30 分钟
1		生理盐水				
2		生延胡索				
3		醋炙延胡索				

汇总全班实验结果填入下表

组别	动物数	扭体反应动物数	扭体反应百分率（%）
生理盐水			
生延胡索			
醋炙延胡索			

（六）注意事项

1. 炮制延胡索时，注意火候，以醋液刚好被吸尽为宜。

2. 测定延胡索乙素含量时，要保证进样量准确，以免造成误差过大。另外注意高效液相色谱仪的正确操作。

3. 醋酸溶液应新鲜配制。

4. 镇痛实验需 30% 以上动物不产生扭体反应才能认为镇痛阳性。扭体反应表现：腹部内凹、伸展后肢、臀部抬高。

（七）思考题

1. 延胡索生品、醋制品中的延胡索乙素含量有何不同？说明什么问题？

2. 结合化学成分含量测定和镇痛实验结果阐述延胡索醋炙增强镇痛作用的原理。

实验十 杜仲炮制前后降压作用的比较

（一）实验目的

通过杜仲炮制前后降压作用的对比实验，了解杜仲的炮制意义。

（二）实验原理

使用直接测定血压方法，将动脉套管插入动物颈总动脉，动脉套管与压力传感器构成抗凝密闭系统，便可记录血压波动曲线。通过给动物静脉注射杜仲炮制前后的水煎提取液，观察动物血压上升或下降的情况，可以了解杜仲盐炙炮制对降压作用的影响。

（三）实验内容

1. 盐杜仲的炮制。

2. 比较生杜仲、盐杜仲对麻醉兔血压的影响。

（四）实验器具和材料

（1）实验器具　炒锅、锅铲、电炉或煤气灶、搪瓷盘、量筒、台秤、架盘秤、烧杯（100ml）、手术台、手术刀、手术剪、眼科剪、止血钳、眼科镊、动脉套管、动脉夹、纱布块、粗线、胶布、BL－410 智能型生物信息采集处理系统、电脑、压力传感器、输液装置、注射器、针头。

（2）实验材料　杜仲、食盐；3% 戊巴比妥钠、生理盐水、肝素。

（3）实验动物　健康家兔，体重 2～3kg。

（五）实验方法

1. 杜仲的炮制

（1）杜仲　取原药材，刮去粗皮，洗净，润透，切丝或块，干燥。筛去碎屑。

（2）盐杜仲　取净杜仲丝或块，称重，加盐水拌匀，稍闷，待盐水被吸尽后，置炒制容器内，用中火加热，炒至表面颜色加深，有焦斑，丝易断时，取出晾凉，称重，计算得率。每 100kg 净杜仲丝或块，用食盐 2kg。

2. 杜仲炮制前后降压作用的比较

（1）供试品溶液的制备　称取杜仲生品和盐炙品各10g，分别置烧杯中，加50ml水煎煮1小时，过滤。残渣加20ml水，再煎煮30分钟，过滤。合并滤液，分别浓缩至10ml，浓缩液离心，5000r/min，5分钟，取上清液备用。

（2）血压的测定

主动脉插管手术：取家兔1只，称重，用3%戊巴比妥钠1ml/kg耳缘静脉注射麻醉后，仰位固定于手术台上，头部固定。剪掉颈毛，从颈部正中开长5～7cm切口，逐层分离肌肉及结缔组织，在气管外侧，剥离出两侧颈总动脉。左侧剥离2～3cm，并在其下穿两根线。结扎远心端，近心端打松结，并用动脉夹阻断血流。在动脉结扎的近心端作“V”形切口，将充满肝素（100μg/ml）的动脉套管插入颈总动脉，立即用粗线结扎并固定。小心打开动脉夹，通过压力传感器连接生物信息采集处理系统。

打开生物信息采集处理系统，待血压稳定，描记一段正常的血压后，按下列步骤从耳缘静脉给药：①生理盐水1ml→②生杜仲水煎液1ml→③盐杜仲水煎液1ml→④生杜仲水煎液2ml→⑤盐杜仲水煎液2ml，各药物给药间隔均为10分钟。观察血压变化情况，并记录填入表2－2。

表2－2　　生杜仲、盐杜仲对家兔血压的影响

样　液	血压值（mmHg）		
	给药前	给药后	差值
生杜仲（1ml）			
盐杜仲（1ml）			
生杜仲（2ml）			
盐杜仲（2ml）			

（六）注意事项

1. 动物麻醉程度对血压有影响，因此，应注意麻醉深浅，保持麻醉深度平稳。
2. 手术要仔细、柔和、熟练，不要损伤小血管，出血时要迅速止血。
3. 静脉注射药物不能过快。

（七）思考题

1. 炮制对杜仲降压作用有何影响？
2. 请说明杜仲炮制后降压作用变化的原因。

实验十一 麻黄蜜炙前后发汗、平喘作用的比较

（一）实验目的

通过对麻黄蜜炙前后发汗、平喘作用比较，了解麻黄蜜炙的目的和意义。

（二）实验原理

麻黄生品具有发汗解表、利水消肿的功效，经过蜜炙后，发汗作用缓和，平喘止咳作用增强。因此本实验围绕麻黄炮制前后功效的改变进行研究。

（1）发汗作用实验原理 麻黄蜜炙后，挥发油含量显著降低，使发汗作用减弱。

测定麻黄炮制前后发汗作用的变化，不仅可以从发汗前后小鼠体重的差值进行计算，还可从功能与组织形态变化的角度观察并确定小鼠腋窝部皮肤汗腺导管的内径与发汗量的关系，即功能改变，组织形态也随着发生变化。如果出现发汗，皮肤汗腺导管就会扩张，并且扩张的程度与发汗量之间存在正相关。以皮肤汗腺导管的内径作为评价发汗强度的指标，外界影响因素少，结果可靠、简单、直观明了。

（2）平喘作用实验原理 蜂蜜本身具有滋阴润肺的作用，麻黄经过蜜炙可增强止咳平喘的作用。据文献报告，在蜜炙麻黄的挥发油中具有平喘作用的 L－α－萜品烯醇、四甲基吡嗪、石竹烯及具有镇咳祛痰、抗菌、抗病毒作用的柠檬烯、芳樟醇含量增高，从而增强蜜炙麻黄的平喘止咳作用。

采用4%氯化乙酰胆碱致喘法，观察药物的平喘作用。整体动物平喘实验方法是研究平喘作用较常用的直观简便的方法。

（三）实验内容

1. 麻黄炮制品的制备。
2. 不同麻黄炮制品发汗作用比较。
3. 不同麻黄炮制品平喘作用比较。

（四）实验器具和材料

（1）实验器具 炒锅、锅铲、电炉或煤气灶、烧杯、显微镜、水浴锅、电子天平、超声雾化器。

（2）实验材料 麻黄原药材［也可购置麻黄生品饮片（段）］、蜂蜜；甲醛、乙醇、二甲苯、石蜡、氯化乙酰胆碱。

（3）实验动物 健康昆明种小白鼠，体重 18～22g，雌雄各半；豚鼠，体重 150～200g，雌雄各半。

(五) 实验方法

1. 样品制备

(1) 麻黄 取原药材，除去木质茎、残根及杂质，抖净灰屑，切段；或洗净后稍润，切段，干燥。

(2) 炙麻黄 取炼蜜，加适量开水稀释。取净麻黄段，称重，按照蜜的用量将稀释的蜜水淋入净麻黄段中拌匀，闷润，置热锅内，文火加热，炒至不粘手时，取出，晾凉，称重，计算得率。每100kg麻黄段，用炼蜜20kg。

(3) 供试液制备 取麻黄生品和蜜炙品各10g，各加10倍量水浸泡20分钟，煎煮30分钟后，去沫，过滤，滤液另存，滤渣继续加8倍量水煎煮30分钟，过滤。合并滤液，浓缩至1g/ml，备用。

2. 麻黄蜜炙前后对小鼠发汗作用的比较

(1) 小鼠禁食不禁水8小时，随机分为三组（麻黄生品组，麻黄蜜炙品组，空白对照组），每组10只，灌胃给药或等体积生理盐水，给药组按0.2ml/20g剂量给药，分别于给药0分钟和给药后30分钟称量小鼠体重（称量前擦干汗液），以发汗前后小鼠体重的差值作为发汗量，计算麻黄蜜炙前后小鼠发汗量的差异。

(2) 各组在给药30分钟称量小鼠体重后，处死小鼠，切取小鼠腋窝部皮肤，甲醛固定，乙醇脱水，二甲苯透明，石蜡包埋，切片，HE染色，装片，在显微镜下观察汗腺，选取10条汗腺导管，测量导管内径，取其平均值。

(3) 统计学分析。实验数据以 $X \pm S$ 表示，用SPSS10.0作单因素方差分析。

3. 麻黄蜜炙前后对动物平喘作用的比较

(1) 将豚鼠放入密闭玻璃钟罩内，以超声喷雾器定量喷雾4%氯化乙酰胆碱液，每只豚鼠接受喷雾量6ml，5秒后立即取出，记录豚鼠从接受喷雾开始到出现喘息性抽搐跌倒的潜伏期，引喘潜伏期大于120秒的舍弃，合格豚鼠随机分组（麻黄生品组，麻黄蜜炙品组，空白对照组），每组10只，给药前禁食12小时，每只按10ml/kg剂量灌胃给药，给药后1小时将豚鼠放入喷雾装置内，以4%氯化乙酰胆碱定量恒压喷雾5秒，分别记录麻黄生品和蜜炙品的豚鼠引喘潜伏期。

(2) 应用SPSS10.0软件对实验结果进行统计学处理，计量资料均采用 $X \pm S$ 表示，两组间比较采用 t 检验，多组均数比较采用方差分析。

(六) 注意事项

1. 称量小鼠体重前，要擦干小鼠的汗液，否则会影响实验结果。
2. 进行超声喷雾器定量恒压喷雾时，要注意自我防护。

(七) 思考题

通过比较麻黄蜜炙前后发汗量、汗腺导管内径大小和引喘潜伏期的测定结果，说明麻黄蜜炙的目的和意义。

实验十二 淫羊藿生、制饮片及其水煎液中淫羊藿苷的含量测定

（一）实验目的

通过对油炙前后淫羊藿饮片及其水煎液中淫羊藿苷的含量测定，分析淫羊藿的炮制意义。

（二）实验原理

（1）淫羊藿的炮制 按照2010年版《中华人民共和国药典》淫羊藿项下炙淫羊藿的炮制方法，以羊脂油炙淫羊藿，可以借助羊脂油甘热之性，温散寒邪、补肾助阳之效，增强淫羊藿温肾助阳的作用。油炙可提高有效成分淫羊藿苷的溶出率，以增强疗效。

（2）淫羊藿苷含量测定的原理 由于淫羊藿苷是黄酮苷类化合物，易溶于水、甲醇、乙醇等极性溶剂，故采用稀乙醇提取。淫羊藿苷在270nm处有最大吸收，故以270nm为检测波长。以十八烷基硅烷键合硅胶为填充剂，乙腈－水（30:70）为流动相，以淫羊藿苷为对照品，制备对照品溶液，测定样品中淫羊藿苷的含量。

（三）实验内容

1. 淫羊藿的炮制。
2. 淫羊藿及其炮制品中淫羊藿苷的含量测定。
3. 淫羊藿生、炙饮片水煎液中淫羊藿苷的含量测定。

（四）实验器具和材料

（1）实验器具 炒锅、锅铲、煤气灶、瓷盘、台秤、切药刀、粉碎机、三号标准筛、液相色谱仪、超声清洗机、分析天平（1/10000）、电热套、圆底烧瓶（500ml）、冷凝管、胶皮管、容量瓶（10ml、25ml、250ml）、移液管（10ml、20ml）、玻璃漏斗、滤纸、微孔滤膜、蒸发皿、具塞锥形瓶（50ml）、量筒（1000ml、200ml）、水浴锅。

（2）实验材料 淫羊藿、羊脂油、乙腈（色谱纯）、95%乙醇、甲醇（分析纯）、纯净水；淫羊藿苷对照品。

（五）实验方法

1. 淫羊藿的炮制

（1）生淫羊藿 取原药材，拣去杂质、枝梗，摘取叶片，喷淋清水，稍润，切丝，干燥。

（2）油炙淫羊藿　取定量羊脂油置锅内加热熔化，加入淫羊藿丝，用文火加热，炒至微黄色，油脂吸尽，微显光泽时，取出，晾凉，称重，计算得率。每100kg淫羊藿，用羊脂油（炼油）20kg。

成品性状：表面微黄色，润泽光亮，质脆。具油香气。

2. 淫羊藿饮片及其水煎液中淫羊藿苷的含量测定

（1）色谱条件及与系统适用性试验　以十八烷基硅烷键合硅胶为填充剂；以乙腈－水（30∶70）为流动相；检测波长为270nm；理论板数按淫羊藿苷峰计算不低于1500。

（2）对照品溶液的制备　精密称取淫羊藿苷对照品适量，加甲醇制成每1ml含0.1mg的溶液，即得。

（3）淫羊藿生、制饮片供试品溶液的制备　分别取淫羊藿生、炙品粉末（过三号标准筛）约0.2g，精密称定，分别置50ml具塞锥形瓶中，各精密加入稀乙醇20ml，密塞，称定重量，超声处理1小时，再称定重量，用稀乙醇补足减失的重量，摇匀，滤过，取续滤液，即得。

稀乙醇：取95%乙醇529ml，加水稀释至1000ml，即得。

（4）淫羊藿生、制饮片水煎供试品溶液的制备　分别取淫羊藿生、炙品粉末约1g，精密称定，分别加水150ml，煎煮30分钟，滤过。药渣再加水100ml煎煮20分钟，滤过。洗涤药渣，合并滤液，放冷后，定容至250ml容量瓶中，摇匀。精密吸取10ml，置蒸发皿中水浴蒸干，残渣加甲醇溶解并转移至10ml容量瓶中，用甲醇稀释至刻度，摇匀，即得。

（5）测定　取供试液经0.45μm滤膜过滤，分别精密吸取对照品溶液和供试品溶液各10μl注入液相色谱仪，测定峰面积，按外标一点法（见2010年版《中华人民共和国药典》附录“高效液相色谱法”计算公式）计算含量。

（六）注意事项

1. 对实验用淫羊藿药材的基原进行鉴定，以便结合来源分析实验结果。

2. 炮制淫羊藿时，应注意控制油炙温度和时间，并结合含量测定结果探讨炮制工艺与成分变化的关系。

3. 制备水煎液供试品溶液时，洗涤药渣的用水量不宜过多，以免在定容时超过定容体积。

（七）思考题

1. 淫羊藿炮制前后淫羊藿苷含量有何变化？试分析造成这种变化的原因有哪些？

2. 比较淫羊藿炮制前后饮片及其水煎液中淫羊藿苷含量的变化，探讨淫羊藿的炮制意义。

3. 你认为对于淫羊藿这种多来源的中药应如何进行炮制研究？

实验十三 煅法（明煅法、煅淬法、闷煅法）

（一）实验目的

1. 掌握明煅法、煅淬法、闷煅法的操作方法、注意事项。
2. 了解煅法的目的和意义。

（二）实验内容

（1）明煅法 白矾、石膏、龙骨、牡蛎。
（2）煅淬法 赭石、炉甘石。
（3）闷煅法 血余炭、棕榈、灯心草。

（三）实验器具和材料

（1）实验器具 铁锅、坩埚、马福炉、坩埚钳、蒸发皿、电炉或其他高温加热源、台秤、量筒、烧杯、搪瓷盘、铁铲等。

（2）实验材料 白矾、石膏、龙骨、牡蛎、赭石、炉甘石、血余、棕榈、灯心草；米醋、盐泥。

（四）实验方法

1. 明煅法

（1）煅白矾 取净白矾，敲成小块，置瓷蒸发皿中，用武火加热至熔化，直至水分完全蒸发，整体呈膨胀松泡的白色蜂窝状固体时，停火，放凉后取出。

成品性状：煅白矾为白色、不透明的蜂窝状固体，无结晶样物质，体轻质松，手捻易碎，又称枯矾。

（2）煅石膏 取净石膏块，置煅锅或适宜耐火容器内，用武火加热，煅至红透，取出，放凉后碾碎。

成品性状：煅石膏呈洁白的块状或粉末状，光泽消失，纹理破坏，不透明，表面松脆，易剥落，质地轻松。

（3）煅龙骨 取净龙骨，打碎成小块，置耐火容器内，用武火加热，煅至红透，取出放凉。

成品性状：煅龙骨呈灰白色或灰褐色，质轻，酥脆易碎。

（4）煅牡蛎 取净牡蛎，置煅锅或适宜耐火容器内，用武火加热，煅至酥脆时取出，放凉后碾碎。

成品性状：煅牡蛎呈灰白色或灰色的不规则碎片状，质地松脆。

2. 煅淬法

(1) 煅赭石　取净赭石，砸成小块，置适宜耐火容器内，用武火加热，煅至红透，立即取出投入米醋内浸淬，如此反复煅淬至质地酥脆淬液吸尽为度，取出，干燥后碾粉。每100kg 赭石，用醋 30kg。

成品性状：煅赭石暗褐色或紫褐色，光泽消失，质地酥脆，略带醋气。

(2) 煅炉甘石　取净炉甘石，打碎，置适宜耐火容器内，用武火加热，煅至红透，立即取出投入水中浸淬，搅拌，倾取混悬液。残渣继续如此煅淬 3～4 次至不能混悬为度。合并混悬液，静置，待澄清后倾去上层清液，取沉淀干燥，研细。

成品性状：煅炉甘石呈白色或灰白色的无定形极细粉末，质轻松细腻。

3. 闷煅法

(1) 血余炭　取健康人头发，除去杂质，反复用稀碱水洗去油垢，清水漂净，晒干，装于适宜煅制容器内，上扣一较小容器，两容器结合处用盐泥封固，上压重物，上扣的容器底部贴一白纸条或放几粒大米，用武火加热，煅至白纸或大米呈深黄色时，离火，至完全冷却后取出，粉碎成小块。

成品性状：血余炭为不规则块状，乌黑而光亮，呈蜂窝状，质轻易碎，有不快的臭气。

(2) 棕榈炭　取净棕榈段或块，装于适宜煅制容器内，上扣一较小容器，两容器结合处用盐泥封固，上压重物，上扣的容器底部贴一白纸条或放几粒大米，用武火加热，煅至白纸或大米呈深黄色时，离火，待完全冷却后取出。

成品性状：棕榈炭呈黑褐色或黑色的块状，有光泽，质酥脆，气特异，味微苦。

(3) 灯心草炭　取净灯心草，扎成小把，装于适宜煅制容器内，上扣一较小容器，两容器结合处用盐泥封固，上压重物，上扣的容器底部贴一白纸条或放几粒大米，用武火加热，煅至白纸或大米呈深黄色时，离火，待完全冷却后取出。

成品性状：灯心草炭呈黑褐色，有光泽，质轻松，易碎。

(五) 注意事项

1. 煅白矾时应一次性煅透，中途不得停火，切勿搅拌。

2. 煅淬的药物应趁热投入淬液中。

3. 炉甘石煅淬时，应注意水的用量。水量太少，可能会倒出药物粗颗粒；水量太多，倾出的混悬液体积过大，收集不方便。

4. 闷煅时，药材不宜放得过多，中途不要停火，应一次煅透，随时用盐泥封固容器结合处的缝隙。

5. 煅制容器离火时，不能立即放在水泥台或瓷砖台面上，以防骤然冷却，容器炸裂，可放置在铁架上待冷透后方可开锅，以免药物燃烧灰化。

(六) 思考题

1. 明煅法、煅淬法、闷煅法的目的是什么？各适用于哪类药材？

2. 明煅法、煅淬法、闷煅法的注意事项各有哪些？

3. 煅淬法常用的淬液有哪些？这些淬液所起的作用有何异同？

4. 怎样判断闷煅的药物是否煅透？

实验十四 炉甘石炮制前后 ZnO 的含量测定

（一）实验目的

1. 掌握炉甘石煅制的原理。

2. 熟悉正交试验法，优选煅制炉甘石水飞的最佳炮制工艺与方法。

（二）实验原理

（1）炉甘石煅制的原理　生炉甘石主要成分为碳酸锌，经高温煅烧分解生成氧化锌，因此，煅炉甘石的主要成分为氧化锌。煅炉甘石经粉碎后水飞，可以去掉水溶性的杂质以及不能混悬于水的粗颗粒，使质地更加纯净细腻，适宜于眼科和皮肤科应用，具有解毒、明目、退翳、收敛、止痒、敛疮的功效。

（2）定性实验原理　生、煅炉甘石分别含有碳酸锌和氧化锌，在其中分别加入稀盐酸和饱和氢氧化钙，可以发生如下化学反应：

$ZnCO_3 + HCl \rightarrow ZnCl_2 + CO_2 + H_2O$

$CO_2 + Ca(OH)_2 \rightarrow CaCO_3$（白色）$\downarrow + H_2O$

$ZnO + HCl \rightarrow ZnCl_2 + H_2O$（无白色沉淀生成）

通过观察样品溶液中有无沉淀生成，可以定性鉴别生品和煅品。

（3）含量测定原理　以 EDTA 为滴定液，铬黑 T 作为指示剂，铬黑 T 可与滴定溶液中的 Zn^{2+} 络合呈紫红色，随着 EDTA 的加入，EDTA 与 Zn^{2+} 络合，在滴定终点附近，溶液中 Zn^{2+} 浓度已降得很低，过量一滴 EDTA 滴定液夺取铬黑 T 络合的 Zn^{2+} 而使铬黑 T 游离呈现纯蓝色，指示终点到达。

（三）实验内容

1. 定性试验。

2. 炉甘石不同炮制品中 ZnO 含量测定。

（四）实验器具和材料

（1）实验器具　架盘天平、分析天平、电热恒温干燥箱、玻璃干燥器、广口瓶（250ml）、烧杯（50ml、250ml）、量筒（10ml、100ml）、锥形瓶（150 ~ 250ml）、乳钵、玻璃弯管、试管、药匙及玻璃棒、定量滤纸（Φ12cm）、扁形称量瓶（40ml）、酸式滴定管、铁架台、20 目筛蝴蝶夹、铁圈、玻璃漏斗（Φ9cm）等。

（2）实验材料　炉甘石；饱和氢氧化钙溶液、浓氨溶液、氨 - 氯化铵缓冲液（pH10.0）、乙二胺四醋酸二钠滴定液（EDTA0.05mol/L）、30% 三乙醇胺溶液、铬黑 T 指示剂、稀盐酸、磷酸氢二钠试液等，均按 2010 年版《中华人民共和国药典》方法配制或标定。

（五）实验方法

1. 样品制备

（1）生炉甘石粗粉（生粗粉）　取净炉甘石 100g（精确至 0.01g），打成粗粉，过 20 目筛，装入广口瓶密封保存备用。

（2）煅炉甘石粗粉（煅粗粉）　取净炉甘石 100g（精确至 0.01g），置耐火容器中煅至红透，保温约 30 分钟后，自然放凉，研磨后过 20 目筛，装入广口瓶密封保存备用。

（3）煅炉甘石水飞粉（水飞粉）　取煅炉甘石粗粉约 10g，精密称定，加 4 ~ 5ml 水研磨成糊状，再按表 2 - 3 和表 2 - 4 设计的实验条件，加入一定量水（总加水量的三分之一），搅拌、静置相应时间后倾出混悬液置已恒重的 250ml 烧杯中，未混悬部分重复水飞 2 次，收集混悬液，静置待澄清，次日倾去上清液，沉淀在 100℃下干燥 4 小时，置玻璃干燥器中冷却 30 分钟，精密称重，其总重量减去烧杯重，即得水飞炉甘石重（Y_1）。

2. 定性试验

取生、煅炉甘石样品粗粉各约 15g，置 150 ~ 250ml 锥形瓶中，各加水 25ml，再加稀盐酸 13ml，迅速将通有玻璃弯管的胶塞塞紧，将管的另一端导入盛有饱和氢氧化钙的试管中，分别观察生品和煅制品所发生的变化。

3. 含量测定

分别取上述生品粗粉、煅品粗粉及水飞品粗粉各约 0.5g，在 105℃下干燥 1 小时，置玻璃干燥器中冷却 30 分钟后，分别精密称定，置锥形瓶中，各加稀盐酸 10ml，振摇使锌盐溶解，加浓氨试液与氨 - 氯化铵缓冲液（pH10.0）各 10ml，摇匀，加磷酸氢二钠试液 10ml，振摇滤过。锥形瓶与残渣用氨 - 氯化铵缓冲液和水的混合液（1∶4）洗涤 3 次，每次 10ml。合并洗液与滤液，加 30% 三乙醇胺溶液 15ml 与铬黑 T 指示剂少量，用乙二胺四醋酸二钠滴定液（0.05mol/L）滴定至溶液由紫红色变成纯蓝色，并将滴定结果用空白试验校正。每毫升乙二胺四醋酸二钠滴定液（0.05mol/L）相当于 4.069mg 的 ZnO。

表 2 - 3　　因素水平表

水平	因素		
	总加水量 A（倍）	研磨时间 B（min）	静置时间 C（min）
1	10（分 3 次）	5	2
2	20（分 3 次）	10	4
3	30（分 3 次）	15	6

表 2-4 实验方案及结果（$n=3$）

实验号	因素				Y_1	Y_2	Y
	A 加水量	B 研磨时间	C 静置时间	D 空白项			
1	1	1	1	1			
2	1	2	2	1			
3	1	3	3	3			
4	2	1	2	3			
5	2	2	3	1			
6	2	3	1	2			
7	3	1	3	2			
8	3	2	1	3			
9	3	3	2	2			
∑Ⅰ							
∑Ⅱ							
∑Ⅲ							
R							
R^2							
SS_i							

注：Y_1：水飞炉甘石得量（g）

Y_2：水飞炉甘石中 ZnO 的含量（%）= EDTA 消耗量（ml）$\times 4.069 \times 100/W_2 \div 1000$

Y：折算成 10g 煅炉甘石中 ZnO 的重量（g）$= Y_1 \times Y_2 \times 10/W_1$

W_1：煅炉甘石取样量（约 10g）

W_2：水飞炉甘石取样量（约 0.5g）

表 2-5 方差分析表

变异来源	SS_i	v	MS	P
A				
B				
C				
Error				

注：$F_{0.05(2,2)}=19.0$，$F_{0.01(2,2)}=99.0$

（六）注意事项

1. 称量瓶与生粗粉、煅粗粉及水飞粉 0.5g，均应干燥至恒重（相邻两次重量差不超过 0.3mg），因时间关系，可改变为 105℃干燥 1 小时。

2. 每组的加水量为 3 次水飞的总量，每次水飞加水后，自搅拌均匀即开始计静置时间。

3. 1 组对应实验号 1，2 组对应实验号 2，以此类推，条件各异。

4. 数据处理。收集全班各组数据，填入表 2，进行计算，并作方差分析，得出水飞最佳炮制工艺条件。

5. 完成后，每人都必须写好实验报告上交老师评分。

表 2-6　　炉甘石不同炮制品中 ZnO 含量测定结果

生炉甘石中 ZnO 含量测定数据			煅炉甘石中 ZnO 含量测定数据			水飞炉甘石中 ZnO 含量测定数据			
生炉甘取样量（g）	EDTA 消耗量（ml）	ZnO 含量（%）	煅炉甘石取样量（g）	EDTA 消耗量（ml）	ZnO 含量（%）	煅炉甘取样量 W_1（g）	水飞炉甘石取样量 W_2（g）	EDTA 消耗量（ml）	ZnO 含量（%）

（七）思考题

1. 试述炉甘石中 ZnO 含量测定采用滴定法的原理。
2. 试述含量测定项下采用乙二胺四醋酸二钠滴定法，加入各试剂的作用。

实验十五　石膏煅制前后的红外光谱及主要成分的含量测定

（一）实验目的

1. 掌握石膏的煅制工艺及炮制作用。
2. 熟悉石膏煅制前后红外光谱的谱图特征。
3. 了解炮制工艺评价指标的确定原则及方法。

（二）实验原理

（1）石膏炮制后药效、药性发生改变　生石膏味辛、甘，性大寒。归肺、胃经。主要功效为清热泻火、除烦止渴。煅石膏味甘、辛、涩，性寒，归肺、胃经。主要功效为收湿、生肌、敛疮、止血。

（2）石膏炮制后主要化学成分发生改变　生石膏的主要化学成分是 $CaSO_4 \cdot 2H_2O$，温度达到一定程度就会失去结晶水变成煅石膏。煅石膏的主要化学成分是 $CaSO_4$。

结晶石膏（$CaSO_4 \cdot 2H_2O$）$\xrightarrow{60℃ \sim 150℃}$半水石膏（$CaSO_4 \cdot 1/2H_2O$）$\xrightarrow{105℃ \sim 350℃}$无水石膏（$CaSO_4$）

（3）煅制工艺评价指标的确立　本实验改变以往仅以化学成分或外观作为炮制工艺筛选指标的局限，采用既符合传统炮制理论，又应用现代科学方法的快速、准确、灵敏、直观的物理、化学及物理化学方法，对石膏煅后硬度、失水率及 Ca^{2+} 含量进行测定。

硬度：硬度系指矿物抵抗外来机械作用的能力。本实验采用摩氏硬度计来确定样品炮制后的相对硬度，并根据硬度大小评分，评分与硬度大小成反比。

Ca^{2+} 含量测定：每份样品在煅制后，按2010年版《中华人民共和国药典》含量测定方法进行 Ca^{2+} 含量测定。

失水率：根据每份样品煅制前后的精确重量，计算失水率。

（4）石膏中 Ca^{2+} 含量测定原理　钙与氨羧络合剂（EDTA）能定量地形成金属络合物，其稳定性较钙与指示剂形成的络合物为强。在适宜的pH值范围内，以EDTA滴定，在到达当量点（终点）时，EDTA夺取与指示剂结合的钙离子，指示剂被游离并显色，显示终点到达。根据EDTA滴定液的消耗量可以计算样品中的 Ca^{2+} 含量。

（三）实验内容

1. 石膏的炮制。
2. 石膏炮制前后的定性分析
3. 石膏炮制前后主要化学成分的含量测定。
4. 石膏炮制前后红外光谱的测定。

（四）实验器具和材料

（1）实验器具　分析天平、马福炉、坩埚、坩埚钳、干燥器、试管、软木塞、称量瓶、铁架台、锥形瓶、酸式滴定管、碱式滴定管、红外光谱仪、压片机、玛瑙研钵等。

（2）实验材料　生石膏，粉碎，过100目筛，备用；钙黄绿素、铬黑T、EDTA等试剂均为AR级，氧化锌试剂为基准试剂。均按2010年版《中华人民共和国药典》方法配制或标定。

（3）EDTA滴定液的配制与标定

配制：取乙二胺四醋酸二钠19g，加适量水使溶解成1000ml，摇匀。

标定：取于约800℃灼烧至恒重的基准氧化锌0.12g，精密称定，加稀盐酸3ml使溶解，加水25ml，加0.025%甲基红的乙醇溶液1滴，滴加氨试液至溶液显微黄色，加水25ml与氨-氯化铵缓冲液（pH10.0）10ml，再加铬黑T指示剂少量，用本液滴定至溶液由紫色变为纯蓝色，并将滴定结果用空白试验校正。每1ml乙二胺四醋酸二钠滴定液（0.05mol/L）相当于4.069mg的氧化锌，根据本液的消耗量与氧化锌的取用量，算出本液的浓度。

（五）实验方法

1. 石膏的炮制

煅石膏　将净石膏，称重打碎成约 $0.5cm^3$ 的小块后，置坩埚内，厚度1～4cm，放入马福炉煅至红透，煅制完成后打开马福炉，降温，取出置干燥器中冷却，称重，按石膏炮制工艺评价指标测定煅石膏的硬度、失水率。

2. 石膏炮制前后主要化学成分的定性分析

水分：分别称取生石膏和煅石膏约2g，分别置具有小孔软木塞的试管内，灼烧，如管壁有水生成，小块变为不透明体，说明为生石膏，煅石膏则不出现此现象。

钙盐：取本品粉末约0.2g，加稀盐酸10ml，加热使溶解，溶液加甲基红指示液1滴，用氨试液中和，再滴加盐酸至恰显酸性，即生成白色沉淀，分离，沉淀不溶于醋酸，但溶于稀盐酸。

硫酸盐：取本品粉末约0.2g，加稀盐酸10ml，加热使溶解，滴加氯化钡试液即生成白色沉淀，分离，沉淀在盐酸中不溶解。

3. *石膏炮制前后 Ca^{2+} 含量测定（钙黄绿素法）*

生石膏中 $CaSO_4 \cdot 2H_2O$ 的含量测定：取净石膏细粉约0.2g，精密称定，置锥形瓶中，加稀盐酸10ml，加热使溶解，加水100ml与甲基红指示剂1滴，滴加氢氧化钾试液至显浅黄色，再继续多加5ml，加钙黄绿素指示剂少量，用EDTA滴定液（0.05mol/L）滴定，至溶液的黄绿色荧光消失并显橙色，并将滴定结果用空白试验校正。每1ml乙二胺四醋酸二钠滴定液（0.05mol/L）相当于8.608mg的含水硫酸钙（$CaSO_4 \cdot 2H_2O$）。

煅石膏中 $CaSO_4$ 的含量测定：取煅石膏细粉约0.15g，精密称定，照生石膏中 $CaSO_4 \cdot H_2O$ 的含量测定方法，自“置锥形瓶中，加稀盐酸10ml”起，依法测定。每1ml乙二胺四醋酸二钠滴定液（0.05mol/L）相当于6.807mg的硫酸钙（$CaSO_4$）。

4. *石膏炮制前后红外光谱的测定*

取200mg KBr和约1mg的样品于玛瑙研钵中研磨粉碎至200目，然后在压片机中压片制样。取透明薄片置红外光谱仪上测定。所得图谱经计算机自动基线矫正和自动纵坐标标准化处理。分析炮制前后石膏红外光谱的异同。

（六）注意事项

1. 煅后的石膏温度降至100℃左右应及时放入干燥器中，避免吸收空气中的水分而影响煅制效果。
2. 坩埚应灼烧至恒重。
3. 煅制温度较高，应注意自我防护，避免烫伤。

（七）思考题

1. 石膏炮制前后的定性分析试验，说明了什么问题？
2. EDTA滴定法测定含量时，滴加氢氧化钾试液至显浅黄色后，为何要再继续多加5ml？
3. 红外光谱测定时压片应注意什么问题？

实验十六 自然铜炮制前后 Fe^{2+}、Pb^{2+}、As^{3+} 的含量测定

（一）实验目的

1. 掌握自然铜的炮制方法。
2. 初步阐明自然铜的炮制原理。

（二）实验原理

（1）自然铜炮制的原理 自然铜主含 FeS_2，一般认为经火煅后，二硫化亚铁分解为硫化亚铁，经醋淬后表面部分产生醋酸亚铁，且能使药物质地疏松易碎，便于粉碎，并使药物中铁离子溶出增加，易于为体内所吸收。且炮制后自然铜中 Pb 等有毒物质，经高温煅烧氧化而减少或清除。

（2）滴定法测定自然铜中二价铁含量的实验原理 自然铜中的 Fe^{2+} 可与重铬酸钾发生氧化还原反应，引起颜色变化，根据消耗的重铬酸钾滴定液的体积计算 Fe^{2+} 的含量。以下式计算 Fe^{2+} 的含量 P（%）$=\dfrac{6C_{K_2Cr_2O_7}V_{K_2Cr_2O_7}M_{Fe}}{m}$

$C_{K_2Cr_2O_7}$：$K_2Cr_2O_7$ 的摩尔浓度

$V_{K_2Cr_2O_7}$：滴定时消耗 $K_2Cr_2O_7$ 的体积

M_{Fe}：Fe 的原子质量

m：样品的重量

（3）原子吸收法测定自然铜中铅的原理 由铅灯发出的特征谱线通过供试品蒸气时，被蒸气中铅的基态原子所吸收，吸收遵循一般分光光度法的吸收定律，通过测定辐射光强度减弱的程度可求出供试品中铅的含量。通常借比较标准品和供试品的吸光度，求得供试品中铅元素的含量。

（4）DDC－Ag 法测定自然铜中砷的原理 利用金属锌与酸作用产生新生态的氢，与药品中的微量亚砷酸盐反应生成具有挥发性的砷化氢，用二乙基二硫代氨基甲酸银溶液吸收，使之还原生成红色胶态银，在 510nm 处测定吸收度，同条件下与一定量标准砷溶液吸光度进行比较，以判定砷盐的限量或含量。

（三）实验内容

1. 自然铜的炮制。
2. 滴定法测定自然铜中二价铁含量。
3. 原子吸收法测定自然铜中铅的含量。
4. DDC－Ag 法测定自然铜中砷的含量。

（四）实验器具和材料

（1）实验器具 研钵、研锤、电炉、坩锅、坩埚钳、石棉网、250ml 锥形瓶、50ml 容量瓶、移液管（1.0，2.0，5.0，10ml）、玻璃漏斗、50ml 烧杯、量杯、酸式滴定管、分析天平、GGX－5 型原子吸收分光光度计、可见－紫外分光光度计、100 目筛。

（2）实验材料 自然铜生品（干燥）；活性炭、15% 硫酸－磷酸混合液（在不断搅拌下把 150ml 浓硫酸加入到 700ml 水中，冷却后加入 150ml 磷酸）、0.5% 二苯胺磺酸钠、重铬酸钾标准液（0.05mol/L）、标准铅溶液（100μg/ml）、标准砷溶液（5μg/ml）（配制方法参考 2010 年版《中华人民共和国药典》，在实际测定中也可以直接使用国家有色金属及电子材料分析测试中心的标准铅、砷溶液）；DDC－Ag 液（称取 0.6g 二乙基二硫代氨基甲酸银溶于含 3% 的三乙醇胺三氯甲烷溶液中，放置过夜，过滤于棕色瓶中避光保存）。

（五）实验方法

1. 自然铜的炮制

取净自然铜，大小分档，置坩埚或耐火容器内，用武火加热，煅至红透时取出立即投入醋液中淬制，待冷后取出，继续煅烧，醋淬，反复煅淬至自然铜呈暗红褐色，外表脆裂，光泽消失，质地酥脆，取出，摊开放凉，干燥后粉碎。每 100kg 自然铜，用醋 30kg。

2. 滴定法测定自然铜中二价铁含量

分别取生、煅自然铜粉末约 3.0g，精密称定，置 250ml 锥形瓶中，加水 100ml，煮沸 25 分钟，加入活性炭 0.1g，继续煮沸 10 分钟，过滤。滤渣加水 80ml，煮沸 20 分钟，过滤。合并滤液，加入硫酸－磷酸混合液 15ml、0.5% 二苯胺磺酸钠 3 滴，用重铬酸钾滴定液（0.05mol/L）滴定至稳定的蓝紫色，并将滴定结果用空白试验校正。每 1ml 重铬酸钾滴定液（0.05mol/L）相当于 3.351mg 的铁。

3. 原子吸收法测定自然铜中铅的含量

（1）标准曲线的绘制 分别精密吸取标准铅溶液（100μg/ml）0、0.5、1.0、1.5、2.0ml 于 50ml 容量瓶中，用水稀释至刻度，摇匀。用原子吸收分光光度计在波长 283nm、灯电流 1mA、狭缝宽度 0.1mm、燃烧器高度 12mm、燃气流量 1.5L/min、助燃气流量 6L/min条件下测定吸收度。以浓度为横坐标 X，吸收度为纵坐标 Y，计算求得回归方程，计算相关系数。

（2）供试品溶液制备 分别取生、煅自然铜粉末约 1g，精密称定，置锥形瓶中，加重蒸馏水 100ml，煮沸 1 小时（随时补充重蒸馏水），滤过。滤渣继续加重蒸馏水 50ml，煮沸 20 分钟，过滤。合并滤液，浓缩至约 25ml，冷后移入 50ml 容量瓶中，加浓盐酸 2.8ml，再加重蒸馏水至刻度，摇匀，作为供试品溶液。

（3）测定法 以 2% 盐酸作为空白测定供试品溶液吸收度，根据回归方程，求得相应铅的浓度。

4. DDC－Ag 法测定自然铜中砷的含量

（1）最大吸收波长选择　精密吸取标准砷溶液 2.0ml 于砷化氢发生器的三角瓶中，加 1∶1 硫酸溶液 7ml，以去离子水补至 40ml，加入 30% 碘化钾 5ml、40% 氯化亚锡 1.5ml，放置 15 分钟，加入 50% 酒石酸 1ml，放置 5 分钟，加入无砷锌粒 5g，立即接上装有醋酸铅棉花导气管的瓶塞，导管通入盛有 5ml DDC－Ag 吸收液的吸收管中，反应 15 分钟后，用三氯甲烷补至 5ml，置 1cm 吸收池中，以去离子水加相同试剂为空白，用可见－紫外分光光度计于 400～700nm 波长范围扫描，在 525～530nm 波长处有最大吸收。

（2）酸度范围　在 1.5～1.8mol/L 硫酸酸度范围内吸收值稳定。

（3）呈色稳定性　经呈色稳定性试验，结果呈色后溶液吸收值在 3 小时内稳定。

（4）标准曲线制备　精密吸取标准砷溶液 0、1.0、2.0、3.0、4.0、5.0ml（相当于 0.0、5.0、10.0、15.0、20.0、25.0μg 砷），分别置于砷化氢发生器的三角瓶中，加 1∶1 硫酸溶液 7ml，以去离子水补至 40ml，按上述“最大吸收波长选择”方法自“加入 30% 碘化钾 5ml”起操作，以分光光度计在 527nm 处测定吸光度。计算回归方程，砷在 0～25μg 范围内与吸光度呈线性相关。

（5）供试品测定　取干燥自然铜粉 0.1g，精密称定，置于 50ml 烧杯中，加 10ml 王水溶解，小火蒸至近干后加入 1∶1 硫酸溶液 10ml，加热至冒白烟。冷却，加去离子水煮沸，冷却，转移到 50ml 量瓶中，用去离子水稀释至刻度，滤过。精密吸取滤液 25ml 于砷化氢发生瓶中，加 1∶1 硫酸溶液 7ml，以下按“标准曲线制备项”下“以去离子水补至 40ml”起操作，同时作一空白，以标准曲线项下 0 管调“0”点，测定吸光度，按回归方程计算砷含量。

（六）注意事项

1. 自然铜煎煮时宜用小火，并需不断搅拌，防止瓶底结块与爆溅。加活性炭时，应离火，以免引起爆沸。

2. 煅自然铜溶液颜色较深，影响终点观察，可再加混合酸 15ml。

（七）思考题

1. 用重铬酸钾法测定二价铁离子含量时，滴定前为什么要加入硫酸－磷酸混合液？加入混合酸后为什么要立即滴定？

2. 水煎液定容时为什么要加入盐酸？

实验十七　蒸法、煮法、焯法

（一）实验目的

1. 了解蒸法、煮法、燀法的目的和意义。

2. 掌握蒸法、煮法、焯法的操作方法、注意事项及质量要求。

（二）实验原理

（1）蒸制 是利用水蒸气加热药物的方法，借助于水蒸气的穿透力和热量，可以使药物中的一些成分在加热过程中和水分子的作用下发生变化，如水解、结构破坏、含量下降或产生新成分等，从而达到改变药物性味，产生新的功能，扩大临床适用范围，便于切制或使药物便于保存等炮制目的。

（2）煮制 主要是通过加热水煮或加辅料煮制药物的方法改变毒性药物的成分及药性，以降低毒性。

（3）焯制 是在沸水中短时间浸煮的方法，主要在于破坏一些药物中的酶、毒蛋白，同时也有利于分离药用部分。

（三）实验内容

（1）蒸法 黄芩、五味子。

（2）煮法 草乌、远志。

（3）焯法 苦杏仁。

（四）实验器具和材料

（1）实验器具 蒸锅、铁锅、电炉或煤气灶、搪瓷盘、台秤、烧杯、量筒、筛子、漏勺等。

（2）实验材料 黄芩、五味子、草乌、远志、苦杏仁；醋、甘草汁。

（五）实验方法

1. 蒸法

（1）黄芩 取原药材，除去杂质，洗净。大小分档，置蒸制容器内隔水加热，蒸至“圆汽”后半小时，候质地软化，取出，趁热切薄片，干燥。或将净黄芩置沸水中煮10分钟，取出，闷约8～12小时，使内外湿度一致时，切薄片，干燥。

成品性状：黄芩为类圆形或不规则薄片，外表皮黄棕色至棕褐色，切面深黄色，边缘粗糙，中间显浅黄色筋脉，呈车轮纹，中心部分多呈枯朽状的棕色圆心，周边棕黄色或深黄色，质硬而脆。气微，味苦。

（2）醋五味子 取净五味子，加醋拌匀，稍闷，蒸至醋被吸尽，表面显紫黑色，取出，干燥。每100kg净五味子，用醋15kg。

成品性状：醋五味子表面棕黑色或乌黑色，质柔润或稍显油润，微有醋气。

2. 煮法

（1）制草乌 取净草乌，大小分档，用水浸泡至内无干心，取出，加水煮至取大个切开内无白心，口尝微有麻舌感时，取出，晾至六成干，切薄片，干燥。

成品性状：呈不规则类圆形或近三角形的薄片，表面黑褐色，有灰白色多角形形成层环及点状维管束，并有空隙，周边皱缩或弯曲，质脆，无臭，味微辛辣，稍有麻舌感。

（2）制远志　取甘草，加适量水煎煮两次，合并煎液浓缩至甘草量的10倍，再加入净远志，用文火煮至汤被吸尽，取出，干燥。每100kg远志段，用甘草6kg。

成品性状：为圆柱形节状小段，有横皱纹。质脆，易折断，味略甜，嚼之无刺喉感。

3. 焯法

苦杏仁　取净苦杏仁置10倍量沸水中加热约5分钟，至种皮微膨起即捞起，用凉水浸泡，取出，搓开种皮与种仁，干燥，筛去种皮。

成品性状：呈扁心形，无种皮或分离成单瓣，表面乳白色，有特殊的香气，味苦。

（六）注意事项

1. 黄芩、草乌药材应大小分档炮制。

2. 草乌煮制时适当掌握加水量，先用武火煮至沸腾，再改用文火，保持微沸，否则水迅速蒸发，不易向组织内部渗透。

3. 草乌是剧毒药材，实验时需严格按照毒剧药品的管理要求进行使用和保管，不可随意带出实验室，实验结束后所有药材样品必须回收，由带教老师按照毒剧药品的管理要求进行处理。

4. 苦杏仁炮制后宜当天晒干或低温烘干，否则易泛油、变黄，影响成品质量。

5. 焯制苦杏仁时，苦杏仁加水量应为药量的10倍，若水量少，投入苦杏仁后，水温迅速降低，酶不能很快被灭活，苦杏仁苷被酶解，影响炮制品的药效。

（七）思考题

1. 蒸、煮、焯制药物应注意什么？意义何在？

2. 黄芩软化方法有哪些？

实验十八　黄芩炮制前后黄芩苷的含量测定

（一）实验目的

1. 了解黄芩炮制的目的和意义。

2. 掌握黄芩饮片炮制的工艺以及炮制品的质量要求。

（二）实验原理

（1）黄芩炮制杀酶保苷原理　黄芩在软化过程中，如用冷水处理，易变绿色。这是由于黄芩中所含的酶在一定温度和湿度下，可酶解黄芩中的黄芩苷和汉黄芩苷，产生葡萄糖醛酸和两种苷元，即黄芩素和汉黄芩素。其中黄芩苷元为邻位三羟基黄酮，本身不稳定，容易被氧化成醌类物质而变绿，使疗效降低。黄芩苷的水解与酶的活性有关，以冷水浸，酶的活性最大。而采用蒸或烊等加热方法可破坏酶使其活性消失，有利于黄芩苷的保存。实验表明，黄芩经过蒸制或沸水煮既可杀酶保苷，又可使药物软化，便于切片，也可保证饮片质量和原有的色泽。

（2）黄芩苷含量测定原理 黄芩中含有多种黄酮类成分，以黄芩苷的含量为最高，能溶解于乙醇、甲醇等溶剂。以70%乙醇提取黄芩样品中的黄芩苷，采用高效液相色谱法测定黄芩苷的含量。黄芩苷是5,6－二羟基－7－O－葡萄糖醛酸黄酮苷，在280nm具最大吸收，由此，可以在此波长测定，以黄芩苷为对照品制备标准曲线，测定并计算黄芩饮片中黄芩苷的含量。

（三）实验内容

1. 黄芩的炮制。
2. 黄芩有效成分的定性和定量分析。

（四）实验器具和材料

（1）实验器具 电子天平、高效液相色谱仪、C_{18}色谱柱；蒸锅、搪瓷盘、台秤、回流装置、烧杯、量筒、筛子、漏斗、容量瓶、移液管、滤纸、层析槽、聚酰胺薄膜。

（2）实验材料 黄芩药材；甲醇、磷酸、乙醇、乙酸乙酯、甲苯、甲酸；黄芩苷、黄芩素、汉黄芩素对照品。

（五）实验方法

1. 黄芩的炮制

黄芩取黄芩原药材，除去杂质，洗净。大小分档，置蒸制容器内隔水加热，蒸至“圆汽”后半小时，候质地软化，取出，趁热切薄片。干燥［黄芩饮片（蒸制）］。或将净黄芩置沸水中煮10分钟，取出，闷约8～12小时，使内外湿度一致时，切薄片，干燥［黄芩饮片（煮制）］。

冷水浸黄芩饮片 取黄芩药材以冷水浸泡，至黄芩药材质地软化，取出，切成薄片，干燥。

黄芩不同炮制品粉末的制备 取冷水浸泡黄芩饮片、蒸制或沸水煮制的黄芩饮片，于60℃干燥至恒重，粉碎，过40筛，备用。

2. 黄芩炮制前后薄层色谱分析

分别取黄芩不同炮制品（冷水浸及蒸制饮片）粉末各1g，分别置50ml圆底烧瓶中，加乙酸乙酯－甲醇（3∶1）的混合溶液30ml，加热回流30分钟，放冷，滤过，各滤液蒸干，残渣加甲醇5ml使溶解，取各上清液作为供试品溶液。另取黄芩对照药材粉末1g，同法制成对照药材溶液。再取黄芩苷对照品、黄芩素对照品、汉黄芩素对照品，加甲醇制成每1ml含1mg、0.5mg、0.5mg的对照品溶液。照薄层色谱法（2010年版《中华人民共和国药典》一部附录Ⅵ B）试验，吸取上述供试品溶液、对照药材溶液各2μl以及上述三种对照品溶液各1μl，分别点于同一聚酰胺薄膜上，以甲苯－乙酸乙酯－甲醇－甲酸（10∶3∶1∶2）为展开剂，预饱和30分钟，展开，取出，晾干，置紫外光灯（365nm）下检视。供试品色谱中，在与对照药材色谱相应的位置上，显相同颜色的斑点；在与对照品色谱相应的位置上，显相同的暗绿色斑点。

3. 黄芩炮制前后黄芩苷的含量测定

（1）色谱条件与系统适用性试验　用十八烷基硅烷键合硅胶为填充剂；甲醇－水－磷酸（47∶53∶0.2）为流动相；检测波长为280nm。理论板数按黄芩苷峰计算应不低于2500。

（2）对照品溶液的制备　精密称取在60℃减压干燥4小时的黄芩苷对照品适量，加甲醇制成每1ml含60μg的溶液，即得。

（3）供试品溶液的制备　分别取黄芩不同炮制品（冷水浸及蒸制饮片）的粉末约各0.3g，精密称定，各加70%乙醇40ml，加热回流3小时，放冷，滤过，滤液置100ml容量瓶中，用少量70%乙醇分次洗涤容器和残渣，洗液滤入同一容量瓶中，加70%乙醇至刻度，摇匀。精密量取1ml，置10ml容量瓶中，加甲醇至刻度，摇匀，即得。

（4）测定法　分别精密吸取对照品溶液与供试品溶液各10μl，注入液相色谱仪，测定峰面积，按照外标一点法计算各炮制品中黄芩苷的含量。计算方法和计算公式参见2010年版《中华人民共和国药典》一部附录“高效液相色谱法”。

（六）注意事项

1. 黄芩药材应大小分档炮制。
2. 实验操作时，样品及对照品应平行进行，否则影响实验结果。

（七）思考题

1. 黄芩软化方法有哪些？选用哪种软化方法能够提高黄芩饮片的炮制质量？
2. 如何合理评价黄芩饮片质量？

实验十九　山茱萸炮制前后5－羟甲基糠醛的含量测定

（一）实验目的

1. 掌握山茱萸的炮制方法。
2. 了解山茱萸炮制前后5－羟甲基糠醛含量变化原理。
3. 掌握HPLC法测定山茱萸炮制前后5－羟甲基糠醛含量的实验技术。

（二）实验原理

HPLC 法测定山茱萸炮制前后 5－羟甲基糠醛的含量实验原理：5－羟甲基糠醛主要是由己糖经加热分解产生，广泛存在于含有糖类物质的植物和食品中，一般在炮制或加热后其含量会增加。为了避免加热对山茱萸中 5－羟甲基糠醛含量的影响，采用超声提取法（超声时为防止水的温度上升，在水中加上冰袋）。5－羟甲基糠醛在 284nm 处有最大吸收，采用 C_{18} 色谱柱，以水－乙腈（90∶10）为流动相，流速 1ml/min，柱温 30℃，5－羟甲基糠醛为对照品，检测波长 284nm，测定样品中 5－羟甲基糠醛的含量。

$$\text{己糖} \xrightarrow{[H^+]\ \text{加热}} \text{5－羟甲基糠醛 (5－HMF)} + 3H_2O$$

己糖　　　　5－羟甲基糠醛

（5－HMF）

（三）实验内容

1. 山茱萸的炮制。
2. HPLC 法测定山茱萸炮制前后 5－羟甲基糠醛的含量。

（四）实验器具和材料

（1）实验器具　电子天平、超声清洗机、高效液相色谱仪；蒸锅、真空干燥箱、烧杯、量筒、移液管（0.5，1.0，2.0，5.0ml）、40 目筛、漏斗、锥形瓶（100ml）、聚偏氟乙烯微孔滤膜（0.45μm）。

（2）实验材料　生山茱萸肉；黄酒；蒸馏水、磷酸、甲醇、乙腈（色谱纯）、重蒸馏水；C_{18} 色谱柱、5－羟甲基糠醛对照品。

（五）实验方法

1. 山茱萸的炮制

酒山萸肉　取净山茱萸肉，称重，用黄酒拌匀，置蒸锅内，隔水加热，蒸至酒被吸尽，颜色变黑润，取出，干燥称重，计算得率。每 100kg 山茱萸，用黄酒 20kg。

2. HPLC 法测定山茱萸炮制前后 5－羟甲基糠醛的含量

（1）色谱条件与系统适用性试验　以十八烷基硅烷键合硅胶为填充剂；水－乙腈（90∶10）为流动相；检测波长为 284nm；柱温 30℃；流速 1ml/min。理论板数按 5－羟甲基糠醛峰计算应不低于3000。

(2) 供试品溶液的制备　将山茱萸生、制品粉碎，过40目筛，分别置真空干燥箱50℃干燥24小时，取出后放入干燥器内，备用。

分别称取山茱萸生、制品粉末约1g，精密称定，分别置于锥形瓶中，精密加入80%甲醇25ml，密塞，称重，超声提取45分钟（加冰袋），再次称重，用80%甲醇补足减失的重量，滤过，取续滤液经微孔滤膜滤过作供试品溶液。

(3) 对照品溶液的制备　精密称取5－羟甲基糠醛对照品，用甲醇溶解并定容，配制成500μg/ml的对照品母液。精密吸取0.5、1.0、2.0、2.5、4.0、5.0ml母液于10ml容量瓶中，加甲醇定容配制成浓度为25、50、100、125、200、250μg/ml的系列对照品溶液，备用。

(4) 标准曲线的绘制　精密吸取5－羟甲基糠醛的系列对照品溶液各10μl，注入液相色谱仪，按上述色谱条件测定，以对照品浓度（X）为横坐标，峰面积（Y）为纵坐标绘制标准曲线。

(5) 样品含量测定　精密吸取山茱萸生、制品供试品溶液10μl，按上述色谱条件测定峰面积，根据标准曲线计算各样品中5－羟甲基糠醛含量。

（六）注意事项

1. 拌润时应使黄酒充分拌匀；蒸制时间应从圆汽时计；蒸制过程中随时补充沸水，防止蒸干，蒸好后再焖一段时间；蒸制过程一定要密闭，防止黄酒挥发。
2. 超声提取时，为了防止水温上升，在水中放入冰袋。

（七）思考题

1. 山茱萸酒蒸时应注意什么问题？山茱萸酒蒸的炮制作用是什么？
2. 炮制过程中5－羟甲基糠醛是如何产生的？

实验二十　草乌炮制前后生物碱类成分的含量测定

（一）实验目的

1. 了解有毒中药草乌煮制的目的和意义。
2. 掌握草乌煮制的方法、程序、质量要求。

（二）实验原理

(1) 草乌炮制降毒原理　草乌中含有双酯型生物碱（乌头碱、中乌头碱、次乌头碱等），具有强毒性，但该类双酯型生物碱性质不稳定，遇水、加热易被水解，使极毒的双酯

型乌头碱 C_8 位上的酯基水解，生成单酯型生物碱：苯甲酰乌头胺（乌头次碱 Benzoylaconine）、苯甲酰中乌头胺（Benzoylmesaconine）、苯甲酰次乌头胺（Benzoylhypaconine），其毒性为双酯型乌头碱的1/50～1/500。再进一步水解，使 C_{14} 位上的酯基水解，生成醇胺型乌头原碱类：乌头胺（乌头原碱 Aconine）、中乌头胺（Mesaconine）、次乌头胺（Hypaconine），其毒性仅为双酯型乌头碱的1/2000～1/4000。另一原因可能是炮制过程中脂肪酰基取代了 C_8 位上的乙酰基，生成脂碱，从而降低毒性。

（2）草乌中酯型生物碱成分含量测定原理 草乌样品经氨试液碱化后，其中的酯型生物碱能溶于乙醚、三氯甲烷及无水乙醇。提取的样品加入碱性盐酸羟胺试液后，在高氯酸试液的酸化条件下，用高氯酸铁试液稀释，在520nm 处有最大吸收，测定其吸收值，即可以标准曲线计算样品中的酯型生物碱的含量。

（3）草乌中总生物碱含量测定原理 草乌各样品中的生物碱类成分加氨试液碱化后能够溶于乙醚、三氯甲烷以及乙醇溶剂。提取后的样品加入硫酸（过量），以甲基红为指示剂，采用酸碱回滴法，用氢氧化钠滴定液滴定至终点显黄色，以消耗的氢氧化钠滴定液的量即可计算样品中总生物碱的含量。

（三）实验内容

1. 草乌的炮制。
2. 草乌不同炮制品的定性和定量分析。

（四）实验器具和材料

（1）实验器具 电子天平、可见－紫外分光光度计、恒温水浴锅、铁锅、搪瓷盘、台秤、烧杯、量筒、容量瓶、移液管（0.5，1.0，2.0，5.0ml）、具塞锥形瓶、40 目筛、回收装置。

（2）实验材料 生草乌；盐酸羟胺、高氯酸、高氯酸铁、乙醚、三氯甲烷、氨水、氢氧化钠、硫酸、乙醇；乌头碱对照品。

（五）实验方法

1. 草乌的炮制

制草乌 取净生草乌，大小分档，用水浸泡至内无干心，取出，加水煮至取大个切开内无白心，口尝微有麻舌感时，取出，晾至六成干，切薄片，干燥。

草乌不同炮制品粉末的制备：取生草乌和制草乌饮片，真空干燥箱中干燥至恒重后粉碎，过40 目筛，备用。

2. 草乌炮制前后酯型生物碱的含量测定

（1）对照品溶液的制备 精密称取乌头碱对照品 20mg，置 10ml 容量瓶中，用无水乙醇溶解并定容至刻度。

（2）标准曲线的制备　精密量取对照品溶液0.25、0.50、1.0、1.5、2.0、2.5ml，分别置25ml量瓶中，加无水乙醇使成2.5ml，各精密加入碱性盐酸羟胺试液1.5ml，摇匀，在60℃～65℃水浴中保温10分钟，放冷，加高氯酸铁试液13ml，摇匀，放置5分钟，精密加入高氯酸试液8ml，用高氯酸铁试液稀释至刻度，摇匀，放置15分钟，以相应试剂为空白，照紫外－可见分光光度法（2010年版《中华人民共和国药典》一部附录VA）在520nm的波长处测定吸光度，以吸光度为纵坐标，浓度为横坐标，绘制标准曲线。

（3）样品中酯型生物碱的测定　取生草乌和制草乌饮片粉末各约10g，精密称定，分别置具塞锥形瓶中，加乙醚50ml与氨试液4ml，密塞，摇匀，放置过夜，滤过。各药渣分别加乙醚50ml，连续振摇1小时，滤过。各药渣再用乙醚洗涤3～4次，每次15ml，滤过。洗液与滤液合并，回收溶剂至干。各残渣加三氯甲烷2ml使溶解，分别转移至分液漏斗中，用三氯甲烷3ml分次洗涤容器，洗液并入分液漏斗中，用0.05mol/L硫酸溶液提取3次，每次5ml，酸液依次用三氯甲烷10ml振摇洗涤，合并酸液，加氨试液调节pH值至9，再用三氯甲烷提取3次，每次10ml，三氯甲烷液依次用水20ml振摇洗涤，合并三氯甲烷液，回收溶剂至干。各残渣加无水乙醇适量使溶解，分别转入5ml容量瓶中，用无水乙醇分次洗涤容器，洗涤液并入容量瓶中，再加无水乙醇至刻度，摇匀。精密量取上述溶液及无水乙醇空白溶液各2.5ml，分别置25ml容量瓶中，照标准曲线制备项下的方法，自“各精密加入碱性盐酸羟胺试液1.5ml”起，依次测定吸收度，根据标准曲线计算供试品溶液中酯型生物碱的浓度和含量（μg/g）。

3. 草乌炮制前后总生物碱的含量测定

取生草乌、制草乌饮片粉末各约10g，精密称定，照酯型生物碱测定法项下的方法，自“加乙醚50ml”起至“洗液与滤液合并，回收溶剂至干”，用乙醚－三氯甲烷（3∶1）的混合液代替乙醚。残渣加混合液5ml使溶解并蒸干，再加乙醇5ml使溶解，精密加入硫酸滴定液（0.01mol/L）15ml、水15ml与甲基红指示液3滴，用氢氧化钠滴定液（0.02mol/L）滴定至黄色。每1ml硫酸滴定液（0.01mol/L）相当于12.9mg的乌头碱（$C_{34}H_{47}NO_{11}$）。

（六）注意事项

1. 草乌在煮制时应大小分档炮制。

2. 适当掌握加水量，先用武火煮至沸腾，再改用文火，保持微沸，否则煮制时水迅速蒸发，不易向药材组织内部渗透。

3. 实验时，样品及对照品应平行进行操作，否则影响实验结果。

4. 草乌是剧毒药材，实验时需严格按照毒剧药品的管理要求进行使用和保管，不可随意带出实验室，实验结束后所有药材样品必须回收由带教老师按照毒剧药品的管理要求进行处理。

（七）思考题

1. 草乌煮制时应注意什么问题？为什么？

2. 为提高草乌的炮制质量，应选用何种炮制方法?
3. 如何合理评价草乌饮片质量?

实验二十一 苦杏仁燀制前后苦杏仁苷的含量测定

（一）实验目的

1. 了解苦杏仁燀制的目的和意义。
2. 掌握苦杏仁炮制品的质量评价方法。

（二）实验原理

苦杏仁炮制杀酶保苷原理 苦杏仁含有效成分苦杏仁苷，同时含有苦杏仁酶。由于苦杏仁生品在入汤剂煎煮时，从冷水到沸腾慢慢升温的过程中，有一段时间温度适合苦杏仁中的苦杏仁酶发挥作用，苦杏仁苷易被共存的苦杏仁苷酶和野樱酶水解，产生氢氰酸而逸散。燀杏仁中的苦杏仁酶在燀制过程中因沸水煮烫被破坏，故燀苦杏仁煎剂中苦杏仁苷的含量高于生品。所以苦杏仁燀制，通过在大量的沸水中短时间加热，瞬间灭活药材中共存的酶而使苦杏苷不会被酶解，“杀酶保苷”，有利于保存药效，降低毒性，保证用药安全有效。

（三）实验内容

1. 苦杏仁的炮制。
2. 苦杏仁有效成分的定性和定量分析。

（四）实验器具和材料

（1）实验器具 铝锅、电炉、搪瓷盘、台秤；电子天平、凯氏烧瓶、冷凝管、水蒸气蒸馏器、容量瓶、移液管、滴定管、层析槽。

（2）实验材料 净苦杏仁；碘化钾、硝酸银、乙醚、甲醇、三氯甲烷、乙酸乙酯、磷钼酸、硫酸、氨试液；硅胶G板；苦杏仁苷对照品。

（五）实验方法

1. 苦杏仁的燀制

燀杏仁 取净苦杏仁置10倍量沸水中煮约5分钟，至种皮微膨即捞起，用凉水浸泡，取出，搓开种皮与种仁，干燥，筛去种皮。临用时粉碎成粗粉。

2. 苦杏仁燀制前后苦杏仁苷的含量测定

分别取净苦杏仁和燀苦杏仁粗粉各约15g，精密称定，分别置凯氏烧瓶中，各加水

150ml，立即密塞，置37℃水浴中保温2小时，连接冷凝管，通水蒸气蒸馏，馏出液导入盛有蒸馏水10ml与氨试液2ml吸收液的接收瓶中，接收瓶置冰浴中冷却，蒸馏至馏出液达60ml时停止蒸馏，馏出液中加碘化钾试液2ml，用硝酸银滴定液（0.1mol/L）缓缓滴定，至溶液显出黄白色浑浊不消失时滴定终止。

每1ml硝酸银滴定液（0.1mol/L）相当于91.48mg的苦杏仁苷（$C_{20}H_{27}NO_{11}$）。

3. 苦杏仁燀制前后的薄层色谱鉴别

分别取净苦杏仁和燀苦杏仁粉末各1g，分别加乙醚50ml，加热回流1小时，弃去乙醚液，各药渣分别用乙醚25ml洗涤后挥干，继续加甲醇30ml，加热回流30分钟，放冷，滤过，各滤液作为供试品溶液。另取苦杏仁苷对照品，加甲醇制成每1ml含2mg的溶液，作为对照品溶液。照薄层色谱法（《中华人民共和国药典》2010年版一部附录）试验，吸取对照品溶液、净苦杏仁供试品溶液、燀苦杏仁供试品溶液各5μl，分别点于同一硅胶G薄层板上，以三氯甲烷-乙酸乙酯-甲醇-水（15∶40∶22∶10）5℃～10℃放置12小时的下层溶液为展开剂，展开，取出，立即喷以磷钼酸硫酸溶液（磷钼酸2g，加水20ml使溶解，再缓缓加入硫酸30ml，混匀），在105℃加热至斑点显色清晰。供试品色谱中，在与对照品色谱相应的位置上，显相同颜色的斑点。

（六）注意事项

1. 苦杏仁苷含量测定时，生、燀样品应同时平行进行，减少操作误差。

2. 实验操作前，应仔细检查凯氏烧瓶和冷凝管，接收管等的接口是否密封，馏出液的接收管应直接导入接收液中，防止蒸馏过程中因不密封，苦杏仁苷酶解后产生的苯甲醛和氢氰酸挥发逸出，导致测定结果不准确。

（七）思考题

1. 苦杏仁燀制炮制时为什么用10倍量沸水？为什么只煮制5分钟？

2. 根据你的实验结果，请简单阐述苦杏仁燀制的炮制原理。

实验二十二　复　制　法

（一）实验目的

1. 了解复制法的目的和意义。

2. 掌握复制法的操作方法、注意事项及炮制品的质量要求。

（二）实验原理

复制法是指多种辅料或多种工序共用，反复炮制药物，以达到降低或消除药物毒性、改变或增强疗效及矫臭矫味的目的。

(三) 实验内容

姜半夏、法半夏、制天南星、制白附子(制禹白附)的炮制。

(四) 实验器具和材料

(1) 实验器具　不锈钢锅、烧杯、电炉、搪瓷盘、台秤(天平)、切药刀、玻璃棒。

(2) 实验材料　生半夏、生天南星、生禹白附(白附子);生姜、白矾、甘草、生石灰。

(五) 实验方法

1. 姜半夏

取生半夏,除去杂质,洗净。大小分档,用水浸泡至内无干心。另取生姜切片煎汤,加白矾与半夏共煮至透心,取出,晾至半干,切薄片,干燥。每 100kg 生半夏,用生姜 25kg,白矾 12.5kg。

成品性状:呈淡黄棕色片状,质硬脆,具角质样光泽。气微香,味辛辣,微有麻舌感,嚼之有粘牙感。

2. 法半夏

取生半夏,除去杂质,洗净。大小分档,用水浸泡至内无干心,取出。另取甘草适量,加水煎煮二次,合并煎液,倒入适量的石灰液(生石灰饱和水溶液的上清液)中,搅匀,加入上述已浸透的半夏,浸泡,每日搅拌 1~2 次,保持浸液 pH 12 以上,至切面黄色均匀,口尝微有麻舌感时,取出,洗净,阴干或烘干。每 100kg 生半夏,用甘草 15kg,生石灰 10kg。

成品性状:为黄色或淡黄色较为均匀的颗粒,质较松脆,气微,味淡略甘,微有麻舌感。

3. 制天南星

取已经产地加工的生天南星,加清水浸泡,每日换水 2~3 次,如水面起白沫,换水后加白矾(每 100kg 生天南星,加白矾 2kg),泡一日后,再换水浸泡至口尝微有麻舌感时取出。另取白矾、生姜片置锅内加适量水煮沸后,与天南星共煮至无干心时取出,除去姜片,晾至四至六成干,切薄片,干燥。每 100kg 生天南星,用生姜、白矾各 12.5kg。

成品性状:为黄白色或淡棕色薄片,半透明,质脆易碎,味涩微麻。

4. 制白附子

取已经产地加工的生禹白附(白附子),用清水浸泡,每日换水 2~3 次,数日后如起泡沫,换水后加白矾(每 100kg 生禹白附,用白矾 2kg),泡一日后再换水,至口尝微有麻舌感为度,取出。另取白矾及生姜片加适量水,煮沸后,与禹白附共煮至无干心为度,捞出，除去生姜片，晾至六至七成干，切厚片，干燥。每100kg禹白附，用生姜、白矾各12.5kg。

成品性状：黄白色至淡棕色片，呈半透明状，周边淡棕色。气微，味微涩，无麻舌感或微有麻舌感。

（六）注意事项

1. 浸泡时如有必要，加白矾防腐。
2. 药物应大小分档处理，以免炮制程度不一，影响效果。
3. 天南星、禹白附药材体积较大，一般在产地加工时，已经趁鲜去皮切片，可直接购生天南星片，生白附子片（生禹白附片）进行炮制，可以缩短炮制时间。本实验在准备药材时，如果无法购买到生天南星片、生禹白附片，可以直接将药材块茎进行浸泡，但浸泡和煎煮的时间均需适当延长。
4. 本实验炮制的中药均有毒，在炮制时应避免与皮肤直接接触。

（七）思考题

1. 复制法炮制药物应注意什么？意义何在？
2. 半夏的炮制方法有哪些，主要有哪些炮制品？炮制的作用是什么？
3. 半夏、天南星、禹白附均为有毒中药，都可以采用白矾和生姜进行炮制，为什么？

实验二十三　清半夏炮制前后刺激性毒性的比较和毒性成分的含量测定

（一）实验目的

1. 掌握清半夏炮制解毒的方法。
2. 初步阐明半夏用白矾炮制解毒的原理。

（二）实验原理

（1）清半夏的炮制　按照2010年版《中华人民共和国药典》一部清半夏项下的炮制方法，采用8%白矾水溶液浸泡半夏，可以降低半夏的刺激性、毒性，经过白矾溶液浸泡后的半夏，口尝稍有或无麻辣感，对家兔眼结膜刺激性急剧下降，其毒性也下降。

（2）半夏的炮制解毒原理　研究证明，半夏的刺激性毒性成分，是半夏中具有特殊针样晶形的针晶，存在于半夏的黏液细胞中。半夏的针晶显微镜下可以看到两种类型：短针晶和长针晶，以长针晶为主，极细长。电镜下（20000×）可以看到针晶表面有倒刺，两头尖锐，中间凹槽，直径0.5μm以下，长130μm左右。半夏的针晶是复合物，由草酸钙、蛋白和微量糖类成分组成。该针晶具有强烈的刺激性及毒性，产生的原因是由于针晶对机体黏膜组织细胞的物理刺激导致刺痛，加上针晶中蛋白的化学刺激导致肿胀麻木，共同作用形成半夏特殊的刺激性毒性。浸泡半夏的白矾溶液 pH 为 3 左右，白矾溶液中的 Al^{3+} 能够络合针晶含有的不溶性草酸钙的 $C_2O_4^{2-}$，成为草酸铝络合物，使得支撑针晶刚性不溶性的草酸钙被溶解，针晶的针样晶形和倒刺等结构被破坏，产生物理性刺激的刚性载体被破坏；同时白矾中的 $KAl(SO_4)_2$ 可以使针晶中的蛋白变性，针晶的化学刺激消除，两方面的作用导致半夏的刺激性毒性成分破坏而降低刺激性毒性。

$$nC_2O_4^{2-} + Al^{3+} + mH_2O \rightarrow [Al\ (C_2O_4)_n]^{(2n-3)} \cdot mH_2O$$

（3）家兔眼结膜刺激性模型实验原理　利用家兔眼结膜刺激的模型可以直接观察生半夏以及半夏的刺激性毒性成分针晶对黏膜的刺激性作用，将半夏的粉末混悬液和半夏纯针晶混悬液直接滴入家兔眼中，由于半夏草酸钙针晶的尖锐针刺可以直接刺入家兔眼睑结膜的黏膜细胞，同时针晶中蛋白的化学刺激加重眼睑结膜水肿、分泌物增多，在 30 分钟到 2 小时之内可以清晰地观察到生半夏药材粉末和从半夏中提取获得的刺激性毒性成分（针晶）对家兔眼结膜的强烈刺激性作用，采用客观评分的方法进行打分可以评价刺激性的强弱。同时采用半夏的水提取物、淀粉混悬液进行对照比较刺激性的强弱。

（4）滴定法测定半夏中毒性成分针晶的含量测定原理　由于半夏的针晶具有强烈的刺激性毒性，而针晶中含有 80% 以上的草酸钙，如果针晶中的草酸钙被溶解破坏，含量下降，说明针晶被破坏。因半夏中不溶性草酸钙均来自于半夏的针晶，因此可以采用测定半夏中不溶性草酸钙含量的方法来检测炮制前后刺激性毒性成分针晶的破坏情况。实验原理是将半夏药材中的可溶性草酸盐溶解去除，将半夏药材针晶中不溶性草酸钙转化成可溶性草酸，采用高锰酸钾溶液进行滴定，根据消耗的滴定液体积计算草酸的含量并折算成不溶性草酸钙的含量。以下式计算一水草酸钙的含量

$$C\% = \frac{5/2 \times K \times v \times M}{W \times 1000} \times 100\%$$

M：一水草酸钙的摩尔质量

v：滴定时消耗 $KMnO_4$ 体积（ml）

K：$KMnO_4$ 的摩尔浓度（mol/L）

W：样品的重量（g）

（5）HPLC 法测定半夏及其炮制品中针晶的含量实验原理　由于半夏的针晶不溶于水及有机溶剂，通过对样品的预处理，先将样品中可溶性的草酸盐去除，再通过酸处理使针晶中草酸钙转化为草酸（$CaC_2O_4 + 2HCl = CaCl_2 + H_2C_2O_4$），生成 1 摩尔草酸需要 1 摩尔草酸钙，据此利用 RP－HPLC 法进行草酸钙含量测定。草酸在 200～210nm 具有末端吸收，选择 205nm 作为测定波长，十八烷基硅烷键合硅胶为填充剂的色谱柱［HypersilODSC$_{18}$（4.6mm×250mm，5μm）］，流动相 0.5% KH_2PO_4－0.5mmol/L TBA（四丁基铵盐）水溶液（pH 2.0），流速 0.8ml/min，柱温 28℃，以标准草酸作为对照品制备标准曲线，测定草酸的含量并换算成半夏药材中针晶的不溶性草酸钙的含量。

（三）实验内容

1. 清半夏的炮制。
2. 半夏中刺激性毒性成分针晶的提取、显微观察。
3. 半夏炮制前后以及半夏刺激性毒性成分对家兔眼结膜刺激性实验。
4. 滴定法、HPLC 法测定半夏炮制前后刺激性毒性成分针晶的含量。

（四）实验器具和材料

（1）实验器具　研钵、研锤、烧杯（250ml）、光学显微镜、烘箱、真空干燥箱、载玻片、减压泵、抽滤瓶、电子天平、超声波清洗机、高效液相色谱仪、C_{18}色谱柱、酸度计、恒温水浴锅、聚氟乙烯离心管（10ml）、离心机（0～5000r/min）、40 目筛、200 目筛、兔盒、胶头滴管、垂熔玻璃滤器、微孔滤膜（0.45μm）、具塞锥形瓶。

（2）实验材料　生半夏（三叶半夏，若无也可以用掌叶半夏代替），干燥后粉碎过 40 目筛和 200 目筛粉末备用。半夏鲜品（三叶半夏或掌叶半夏一周内采挖去皮后置冰箱备用）、白矾、石油醚、纱布、蒸馏水、盐酸、磷酸、色谱纯甲醇、重蒸馏水、草酸基准试剂（$H_2C_2O_4 \cdot 2H_2O$）、10% 四丁基氢氧化铵（TBAOH）、磷酸二氢钾、生理盐水、聚偏氟乙烯微孔滤膜（0.45μm）等。

（3）实验动物　健康大耳白家兔（眼睛无红肿、溃疡），体重 1.5～2kg。

（五）实验方法

1. 清半夏的炮制

取生半夏，大小分档，用清水浸泡，加水量以淹没药材为度，浸泡至内无干心。按照 2010 年版《中华人民共和国药典》一部清半夏项下炮制方法加入 8% 的白矾溶液，继续浸泡至内无干心，口尝无刺激麻辣感，取出，置烘箱中，80℃ 干燥。如有条件可将白矾溶液的温度提高至 30℃，可以缩短浸泡的时间。

2. 半夏中针晶的提取及针晶白矾溶液的制备

（1）针晶的提取　取半夏鲜品约 80g，置研钵中，加入一定量的石油醚研磨，当石油醚变混浊时，将上层石油醚混悬液转入具塞锥形瓶中加盖，反复上述过程约 10 次以上。上述混悬液，置载玻片上，光学显微镜下（20×10，40×10）观察见大量的细长针晶，混悬液用有机微孔滤膜滤过（滤膜孔径 0.45μm），石油醚少量多次洗涤，40℃ 以下真空干燥，得到纯白色针晶粉末，口尝具有强烈的刺痛感。

（2）针晶白矾溶液的制备　精密称取纯针晶 50mg，加入 8% 白矾溶液 2ml，配制成 2.5%（mg/ml）的针晶混悬液，放置，过夜。备用。

3. 半夏炮制品和针晶对家兔眼结膜刺激性实验

（1）供试品的制备

半夏炮制前后的样品制备：分别称取生半夏和清半夏粉末（过200目筛）各1g，用生理盐水配制成20%的混悬液。

针晶混悬液的制备：精密称取纯针晶约50mg，加生理盐水配制成2.5%的针晶混悬液。

白矾炮制针晶溶液的制备：取上述以白矾溶液浸泡的针晶混悬液离心，取沉淀，以与“针晶混悬液”同体积的生理盐水配制成混悬液，备用。

淀粉溶液的制备：取过200目筛的药用淀粉，以生理盐水配制成20%的混悬液，备用。

上述各样品溶液均调节pH，使其呈中性（pH 7）。

（2）口尝法比较半夏炮制前后刺激性　取半夏炮制前后的样品粉末少量（5～10mg），分别置于舌尖前三分之一处，轻轻咀嚼约10秒，吐掉，30秒至1分钟后感觉有无刺痛感和口舌肿胀麻木感。取纯针晶少量（1～2mg），白矾浸泡针晶的沉淀少量，按照炮制品粉末的口尝方式进行。口尝的实验按照清半夏、白矾溶液浸泡过的针晶的沉淀、生半夏、纯针晶顺序进行。生半夏、纯针晶因均会产生强烈的刺痛麻辣感，进行口尝实验时，需等到前一种样品麻辣感消失后再进行另一种样品的口尝实验。

（3）半夏炮制品和针晶对家兔眼结膜的刺激性实验　将体重约1.5kg的健康家兔固定于兔笼，将各样品混悬液分别滴加到各兔左眼中，兔右眼作为对照，滴加20%的淀粉混悬液，每只眼2滴，轻轻闭合上下眼睑，注意不要使药液溢出，轻揉，使药液与眼结膜充分接触，3分钟后，用生理盐水30～40ml冲洗眼睛至眼中无任何异物，半小时后比较眼结膜的变化情况，并根据表2－7评分标准打分。无刺激0～2分，轻度刺激3～5分，中度刺激6～8分，重度刺激9～10分。

表2－7　家兔眼结膜刺激程度评分标准

水肿	得分	充血	得分	分泌物	得分
无水肿	0	血管正常	0	无分泌物	0
轻微水肿	1	血管充血呈鲜红色	1	少量分泌物	1
明显水肿，伴部分眼睑外翻	2	血管充血呈深红色，血管不易分辨	2	分泌物使眼睑和睫毛潮湿或黏浊	2
水肿至眼睑近半闭合	3	弥漫性充血，呈紫红色	3	分泌物使整个眼区潮湿或黏浊	3
水肿至眼睑超过半闭合	4				

4. 半夏炮制前后针晶的含量测定

（1）高效液相色谱法

色谱条件及系统适用性试验：以十八烷基硅烷键合硅胶为填充剂；流动相0.5% KH_2PO_4－0.5mmol/L TBA（四丁基铵盐）水溶液，以磷酸调节pH至2值，流速0.8ml/min；检测波长210nm；柱温30℃。理论板数以草酸峰计算不低于3000。

对照品溶液的配制：取水合草酸对照品约14mg，精密称定置于50ml容量瓶中，加蒸馏水溶解并稀释至刻度，摇匀，使草酸浓度为0.2mg/ml，作为对照品溶液。

供试品溶液的制备：分别取清半夏和生半夏样品粉末（过40目筛）约0.1g，精密称定，分别置玻璃容器中，各加入3ml蒸馏水混匀，振荡5分钟，然后置60℃水浴加热并搅拌10分钟，3000r/min离心5分钟，弃上清液。沉淀以热纯水洗涤2次，每次2ml，离心，弃去上清液。取沉淀，加盐酸溶液（1∶1）0.2ml，纯水3ml混匀，置70℃水浴加热搅拌10分钟，离心，条件同上，分离沉淀与上清液，沉淀继续用0.1mol/L盐酸，同上法“置70℃水浴加热”起处理2次，每次2ml，离心，合并上清液，置10ml容量瓶，纯水定容至刻度。

标准曲线的制备：精密吸取草酸对照品溶液2、4、6、10、15、20μl，在上述色谱条件下，注入液相色谱仪测定峰面积，以对照品进样量为横坐标，峰面积为纵坐标绘制标准曲线。

样品含量测定：每个样品进样10μl，按上述色谱条件测定草酸峰面积，根据标准曲线计算草酸含量并换算成草酸钙含量。草酸基准试剂分子量为126.07，针晶以草酸钙计，草酸钙（$CaC_2O_4 \cdot H_2O$）分子量为146.12。

（2）滴定法　取生半夏、清半夏样品粉末（过40目筛）各约0.5g，精密称定，分别加1ml盐酸（1∶1）溶液、纯水15ml，混匀，置70℃水浴，搅拌加热10分钟，3000r/min离心5分钟，分离沉淀与上清液，沉淀继续用0.1mol/L盐酸5ml混匀，搅拌加热10分钟，离心，条件同上，分离沉淀与上清液，重复两次，合并上清液，加25%氯化钙溶液2ml，置70℃～80℃水浴加热，加甲基橙指示剂1滴，浓氨试液数滴至溶液出现混浊，搅拌加热，继续加浓氨试液至溶液变为黄色，再加热5～10分钟，取出，放置过夜。次日离心，弃去上清液，沉淀以10ml纯水洗涤后，加入2mol/L硫酸溶液10ml混匀，沸水浴加热5分钟，离心。条件同上，取上清液，沉淀继续加1mol/L硫酸溶液5ml，加热并离心，条件同上。合并上清液，60℃～70℃水浴加热，加10%硫酸锰2ml，趁热用高锰酸钾滴定液（0.01mol/L）滴定至溶液呈玫瑰色并在6秒内不变化，并将滴定结果用空白试验校正。每1ml高锰酸钾滴定液（0.01mol/L）相当于7.306mg的$CaC_2O_4 \cdot H_2O$。

注：盐酸（1∶1）溶液是指取一定量盐酸（36～38%）加同体积蒸馏水混匀即得。

高锰酸钾滴定液（0.01mol/L）的配制：取高锰酸钾1.6g，加蒸馏水1000ml，煮沸15分钟，密塞，静置2日以上，用垂熔玻璃滤器滤过，摇匀，即得。

（六）注意事项

1. 半夏鲜品具有较强的刺激性，在提取针晶时要带橡胶手套操作。因针晶中含有蛋白类成分，对针晶进行干燥时要低温干燥，温度一般不要超过40℃。

2. 四丁基氢氧化铵（TBAOH）为强碱性溶液，配制流动相时，注意防护。

3. 家兔眼结膜实验时，样品溶液应采用生理盐水配制，且要注意调节样品液的pH近中性；样品溶液在滴入兔眼前要充分振摇混匀，尤其是针晶混悬液、生半夏粉末混悬液、炮制品粉末混悬液要充分混悬，滴入的药液量以及冲洗时生理盐水用量每个家兔的眼睛要保持一致，以便可以平行比较实验结果。

（七）思考题

1. 通过对半夏炮制前后针晶的含量测定，家兔眼结膜刺激性实验的比较以及通过显微观察、口尝等可得出什么结论？

2. 你对清半夏饮片的质量评价、工艺革新有何设想，对法半夏、姜半夏的质量评价、工艺革新又有何设想？

3. 为何测得的草酸钙含量可以代表半夏中针晶的含量？

4. 白矾能使半夏中的针晶含量下降，为什么？

实验二十四 发酵法、发芽法

（一）实验目的

1. 掌握发酵法、发芽法的操作方法，了解影响发酵、发芽的因素以及饮片质量标准。

2. 通过六神曲、淡豆豉传统发酵及麦芽、大豆黄卷发芽的实验，掌握发酵法、发芽法炮制中药的原理，了解发酵法、发芽法炮制中药的意义。

（二）实验原理

（1）发酵的原理 微生物在生命活动中可以产生大量的酶，将大分子的蛋白质、糖类、脂肪、苷类等物质分解成小分子的化合物。微生物发酵中药，可使中药化学成分进行生物转化，产生新的次生代谢产物或引起中药中一些成分含量的变化。另外，微生物发酵中药的过程中，中药中的一些成分可能诱导微生物的某些代谢途径发生变化，从而产生新的化合物，使药性和原有的功效发生改变。

（2）发芽的原理 种子吸水萌发时，在适宜的温度和湿度下原有种子中束缚态酶被释放并活化，核酸诱导合成的蛋白质又产生新的酶，所以发芽时种子中含有大量活性酶。这些酶使种子中的生物化学反应活跃，既有大分子如淀粉、脂肪、蛋白质、苷类等物质的分解代谢，又有新物质的合成转化，从而使药物的化学物质基础发生改变，进一步导致药性的改变或产生新的疗效。

（三）实验内容

（1）发酵法 制备六神曲、淡豆豉。

（2）发芽法 制备麦芽、大豆黄卷。

（四）实验器具和材料

（1）实验器具 蒸锅、发芽用漏水容器、发酵模具、电炉等。

（2）实验材料 苦杏仁、赤小豆、鲜青蒿、鲜苍耳草、鲜辣蓼、面粉（或麦麸）、黑大豆、新鲜大麦、鲜苘麻叶或粗纸、桑叶。

（五）实验方法

1. 发酵法

（1）六神曲的制备　取苦杏仁、赤小豆粉碎，与面粉混匀，加入鲜青蒿、鲜辣蓼、鲜苍耳草药汁（煎汁），揉搓成“捏之成团，掷之即散”的粗颗粒状软材，置模具中压制成扁平块（33cm×20cm×6.6cm），用鲜苘麻叶或粗纸包严，按品字形堆放，上面覆盖鲜青蒿或湿麻袋等物。置温度为30℃～37℃，湿度为70%～80%的条件下，经4～6天即能发酵。待药面生出黄白色霉衣时取出，除去包裹物，切成2.5cm见方的小块，干燥。每100kg面粉（或面粉40kg加麦麸60kg），用苦杏仁、赤小豆各4kg，鲜青蒿、鲜辣蓼、鲜苍耳草各7kg（干者用1/3），鲜青蒿、鲜辣蓼、鲜卷耳草药汁为鲜草榨汁合并其药渣煎煮液制备而成。

成品性状：六神曲为立方形小块，表面灰黄色，粗糙，内有斑点，质地较硬，有发酵香气，无霉气。

（2）淡豆豉的制备　取黑大豆洗净。另取桑叶、青蒿加水煎汤，将煎汁拌入净黑大豆中，待汤液被吸尽后，置蒸制容器内蒸透，取出，稍凉，置容器内，用煎过汁的桑叶、青蒿渣覆盖，闷至发酵、长满黄衣时取出，去除桑叶、青蒿渣，加适量水搅拌、洗净捞出，置容器内，再闷15～20天，至充分发酵，有香气逸出时，取出，略蒸，干燥即得。每100kg黑大豆，用桑叶、青蒿各7～10kg。

成品性状：表面黑色，皱缩不平。质柔软，断面棕黑色。气香，味微甘。

2. 发芽法

（1）麦芽的制备　取新鲜成熟饱满的净大麦，用清水浸泡6～7成透（含水达42%～45%），捞出，置能排水的容器内，用湿布覆盖，每日淋水2～3次，保持湿润。待幼芽（胚芽）长至0.5cm时，取出，晒干或低温干燥（<50℃）即得。

成品性状：出芽率不得少于85%。表面淡黄色，一端有幼芽，淡黄色，皱缩或脱落，下端有纤细而弯曲的须根数条。质硬，破开内有黄白色大麦米一粒，粉质。气微，味微甘。

（2）大豆黄卷的制备　取新鲜净大豆，用清水浸泡6～8小时，至表面起皱，捞出，置能排水的容器内，上盖湿布，每日淋水2～3次，保持湿润。待根芽长至0.5～1cm时，取出，干燥。

成品性状：大豆黄卷为带芽的黑豆（或黄豆），表面微皱缩，芽黄色而卷曲，外皮质脆易裂开，断面黄色或绿色。无臭，嚼之有豆腥味。

（六）实验注意事项

1. 发酵法、发芽法都必须具有一定的环境条件，如温度、湿度、空气、水分等。一般发酵时空气的相对湿度应控制在70%～80%；药料的湿度经验以“握之成团，指间可见水迹，放下轻击则碎”为宜；一般发酵的最佳温度为30℃～37℃。发芽一般以18℃～25℃

为宜。

2. 发酵法、发芽法要掌握一定的程度，发酵时，过度发酵，菌种老化，产生的无效物质过多，药效降低；发芽时，芽生长至适宜长度时，需及时取出干燥，使酶的生物化学反应停止。芽过长，则种子大量纤维化，影响发芽药物的疗效。麦芽以叶芽（胚芽）长约0.5cm即可，大豆黄卷以根芽长0.5～1cm为宜。

3. 制备淡豆豉时，要避免杂菌或有害菌污染，器皿、用具要清洗干净，蒸后的药物也要防止再次污染。

4. 自然菌种发酵极易污染杂菌，可以优先引入某些菌种以抑制其他杂菌的生长，来保证发酵的质量。比如，在淡豆豉的发酵中，可将处理过的药料直接加入上次发酵中符合生黄衣的淡豆豉颗粒，使其携带的菌种直接被引入到药料中，优先被培育，这样从微生物学角度，一种菌种的优先占领，可以抑制其他杂菌的生长。

（七）思考题

1. 请分析，中药发酵、发芽法还有哪些问题需要进一步研究？并对此进行实验设计。

2. 发芽中为什么要控制适宜的芽长？

实验二十五 大豆及其炮制品中染料木素、大豆苷元的含量测定

（一）实验目的

1. 采用HPLC法测定黑大豆、淡豆豉、大豆黄卷中染料木素、大豆苷元的含量。

2. 通过对大豆炮制前后两种主要游离异黄酮成分含量的变化研究，进一步理解发酵法、发芽法炮制中药的原理和意义。

（二）实验原理

大豆中的异黄酮类成分，如代表性成分大豆苷元、染料木素多以苷的形式存在。发酵、发芽炮制时，发酵中由微生物产生的酶以及发芽中生化反应的各种激活酶、合成酶，会使结合态的苷酶解，使游离苷元的含量增加（尽管总异黄酮的含量有可能降低），这些小分子物质的产生，有利于机体的吸收和利用，产生新的疗效。不同炮制方法的产物，比如发酵法的淡豆豉，发芽法的大豆黄卷，因炮制方法和炮制程度的不同，其酶解产生的游离异黄酮的含量亦不同。

（三）实验内容

HPLC法测定生大豆、淡豆豉、大豆黄卷中的染料木素、大豆苷元的含量。

（四）实验器具和材料

（1）实验器具　高效液相色谱仪，UV 检测器；超声清洗器；旋转蒸发仪；具塞锥形瓶，容量瓶，C_{18}色谱柱。

（2）实验材料　黑大豆、淡豆豉、大豆黄卷（同一来源制备而成）；甲醇（色谱纯）、乙醇、三氯甲烷、乙酸等（均为分析纯）；水（为超纯水）；染料木素（Genistein）、大豆苷元（Daidzein）对照品。

（五）实验方法

（1）色谱条件与系统适用性试验　以十八烷基硅烷键合硅胶为填充剂；以甲醇-水-乙酸（10:10:1）为流动相，流速 0.8ml/min；检测波长为 260nm；进样量 10μl。理论板数按染料木素峰计算应不低于 3000。

（2）供试品溶液的制备　将淡豆豉样品 60℃干燥，粉碎，过 80 目筛。取淡豆豉粉末约 5g，精密称定，置具塞锥形瓶中，加入 80% 乙醇 20ml，超声 10 分钟，离心 5 分钟（3000r/min），分离沉淀和上清液，沉淀按上述方法继续提取 2 次。合并 3 次提取液，减压蒸干，80% 乙醇定容（注意：定容的容积要使其含量在线性范围内），0.45μm 滤膜滤过。黑大豆、大豆黄卷的供试品溶液制备方法同上。

淡豆豉、黑大豆、大豆黄卷酸水解样品的制备：在各样品粉末中加入含 2mol/L 盐酸的 80% 乙醇液 20ml，按供试品溶液制备方法，自“超声 10 分钟”起，同法操作，制备酸水解样品。

（3）标准曲线的制备　精密称取染料木素、大豆苷元对照品适量，加三氯甲烷-甲醇（2:1）溶液溶解，制备成每毫升含染料木素 80.0μg，大豆苷元 100.0μg 的对照品溶液，然后再分别稀释成原浓度的 1/2、1/5、1/10、1/20、1/40 五个浓度。在上述色谱条件下进样，进样量 10μl，测定其峰面积，以峰面积 Y 和浓度 X 进行线性回归，计算回归方程。

（4）含量测定　取各供试品溶液和对照品溶液 10μl，在上述色谱条件下测定峰面积用外标法分别对淡豆豉、黑大豆、大豆黄卷中两种异黄酮成分染料木素、大豆苷元的含量进行计算，并对各样品经酸水解前后的测定结果进行比较、分析。

（六）实验注意事项

1. 已有实验证实，进行含量测定时，超声连续提取 3 次的提取率与索氏提取率相近；以 80% 乙醇提取效果好；2mol/L 盐酸为最佳水解条件；染料木素和大豆苷元结构相似，C_{18}柱对其有良好的选择性；甲醇-水-乙酸（10:10:1）为最佳洗脱溶剂系统。

2. 已有实验在同等条件下测得染料木素线性浓度范围为：2.0~40.0μg/ml；大豆黄素线性浓度范围为：3.0~52.0μg·ml^{-1}。实验中可以免做标准曲线，采用外标一点法进行测定，但必须注意调整适宜的浓度范围。如果实验样品的浓度在该标准曲线检测范围之外，必须重新制备标准曲线，或调整测试样品的浓度。

（七）思考题

1. 淡豆豉、大豆黄卷中游离染料木素或大豆苷元含量的变化说明了什么？水解样品中两种成分的含量有无变化，说明了什么？

2. 若要对淡豆豉、大豆黄卷这两种炮制加工品进行质量标准研究，需要从哪些指标着手？

实验二十六 煨法、水飞法、制霜法

（一）实验目的

1. 了解煨法、水飞法及制霜法的目的和意义。

2. 掌握煨法、水飞法、制霜法的操作方法、注意事项及质量要求。

（二）实验原理

1. 煨制主要利用辅料传热与吸附除去药物中部分挥发性及刺激性成分，从而降低副作用或缓和药性，增强疗效。

2. 水飞法主要针对某些不溶于水的矿物药，在水中研磨，利用粒子比重和沉降速度不同来分离不同粒度的粒子，反复操作，得到极细粉末。

3. 某些种子类药物经过适当加热、压榨去油等处理，制成松散的粉末，以缓和药性或降低毒性。芒硝与西瓜经过加工处理制成白色结晶粉末，以增强疗效、扩大药用范围。

（三）实验内容

（1）煨法　肉豆蔻、木香、葛根。

（2）水飞法　朱砂、滑石粉。

（3）制霜法　巴豆霜、西瓜霜。

（四）实验器具和材料

（1）实验器具　电炉、锅、锅铲、搪瓷盘、台秤、铁丝匾、磁铁、烧杯、量筒、漏斗、滤纸、乳钵、铜筛、草纸、压榨器、蒸锅、瓦罐、毛刷等。

（2）实验材料　肉豆蔻、木香、葛根、朱砂、滑石粉、巴豆、芒硝等；面粉、滑石粉、麦麸、吸油纸、西瓜等。

（五）实验方法

1. 煨法

（1）肉豆蔻

麦麸煨　将麦麸和净肉豆蔻同置预热适度的炒制容器内，用文火加热并适当翻动，至麦麸呈焦黄（褐）色，有特异香味，肉豆蔻呈深棕色时取出，筛去麦麸，放凉，用时捣碎。每 100kg 肉豆蔻，用麦麸 40kg。

面裹煨　取面粉，加水适量混合，制成均匀适宜的团块，再压成薄片，将肉豆蔻逐个包裹；或将肉豆蔻表面用水湿润，采用水泛丸法包裹面粉，再湿润再包裹至 3 ~4 层，晾至半干。投入已炒热的滑石粉中，适当翻动，至面皮呈焦黄色时取出，筛去滑石粉，放凉剥去面皮。每 100kg 肉豆蔻，用面粉、滑石粉各 50kg。

成品性状：煨肉豆蔻表面棕黄色或淡棕色，断面大理石样花纹不明显，质轻油润。香气较生品更浓，味辛辣。

（2）木香　取未干燥的木香片，在铁丝匾中用一层吸油纸，一层木香片，间隔平铺数层，置炉火旁或烘干室内，烘煨至木香所含挥发油渗透到纸上，取出木香，放凉，备用。

成品性状：煨木香呈棕黄色，气微香。

（3）葛根　取麦麸撒入已预热适度的炒制容器内，用文火加热，投入葛根片或块，适当翻动，至葛根片或块呈焦黄色，取出筛去麦麸，放凉即得。每 100kg 葛根片或块，用麦麸 30kg。

成品性状：煨葛根表面焦黄色，气微香。

2. 水飞法

（1）朱砂　取粗朱砂粉，用磁铁吸尽铁屑，置乳钵内，加适量清水研磨成糊状，然后加多量清水搅拌，倾取混悬液。下沉的粗粉再如上法，反复操作多次，直至手捻细腻，无亮星为止，弃去不能混悬的杂质。合并混悬液，静置，倾去上清液，取沉淀晾干或 40℃以下干燥，再研细，即可。

成品性状：朱砂粉为朱红色极细粉末，体轻，以手指撮之无粒状物，以磁铁吸之，无铁末。气微，无味。

（2）滑石粉　取滑石粗粉，置乳钵中加水少量，碾磨至细，再加适量清水搅拌，倾出上层混悬液。下沉部分再按上法反复操作数次，弃去不能混悬的下沉部分。合并混悬液，静置沉淀，倾去上清液，将沉淀物干燥后再研细粉。

成品性状：滑石粉为白色或类白色、无砂性的粉末，质细腻，手捻有滑润感。气微，无味。

3. 制霜法

（1）巴豆霜　取净巴豆仁，碾成泥状，里层用纸外层用布包严，蒸热，用压榨器榨去油，再蒸再压，如此反复几次，至药物松散成粉末，不再粘结成饼为度。少量者，可将巴豆仁碾碎后，用数层粗纸包裹，置电热板上烘热，压榨去油，换纸后再烘再榨，如此反复数次，至纸上不再出现油痕，药物呈松散粉末不再粘结成饼为度。

成品性状：巴豆霜为疏松的淡黄色粉末，微显油性，味辛辣。

（2）西瓜霜　取新鲜西瓜切碎，放入不带釉的瓦罐内，一层西瓜、一层芒硝，将口封严，悬挂于阴凉通风处，约10～15天即自瓦罐外面析出白色结晶物，随析随用毛刷收集，至无结晶析出为止。每100kg西瓜，用芒硝15kg。

成品性状：西瓜霜为类白色至黄白色的结晶性粉末，气微，味咸，有清凉感。

（六）实验注意事项

1. 煨制时火力不宜过大，以便油质徐徐渗入辅料内。

2. 水飞过程中，开始研磨时可稍加些水，防止研时药物飞扬，但水不可太多，否则不利研磨。加水搅拌混悬液时，水也不可加得太多。

3. 巴豆属毒剧药物，炮制时需做好防护工作，戴手套、口罩，实验操作过程中，巴豆仁、巴豆油、吸油纸、包裹用布，以及炮制用具等均不可直接接触皮肤，并需妥善处理。

（七）思考题

1. 煨法煨制药物的原理是什么？操作时应注意些什么？
2. 朱砂、滑石水飞主要目的是什么？此法有什么优缺点？能否进一步改进？
3. 朱砂干燥时为何要严格控制其干燥温度？
4. 巴豆制霜时应注意哪些问题？其制备工艺优缺点是什么？如何改进？
5. 传统制备西瓜霜的方法有何优缺点？如何改进？

实验二十七　巴豆制霜前后巴豆油的含量测定

（一）实验目的

了解巴豆霜中巴豆油含量与巴豆霜质量关系。

（二）实验原理

（1）巴豆制霜的原理　巴豆中含有毒性球蛋白，称巴豆毒素，在制霜炮制中采用加热的工序，可使毒蛋白变性，失去活性。巴豆种仁含有脂肪油（巴豆油），约40%～60%，属于既有毒又有效的成分。通过加热压榨去油制霜，可使含油量降低，达到临床应用安全、有效的范围。故巴豆炮制采用加热后压去油制霜的炮制工艺，目的是降低毒性，缓和泻下作用，保证临床使用安全、有效。

（2）巴豆及巴豆霜脂肪油含量测定的原理　根据油脂和脂肪油的溶解特性，选用亲脂性有机溶剂乙醚回流提取，提取液回收乙醚，采用重量法测定巴豆及巴豆霜的脂肪油含量。2010 年版《中华人民共和国药典》一部规定：巴豆含脂肪油不得少于 22.0%；巴豆霜含脂肪油应为 18.0% ~20.0%。

（三）实验内容

巴豆制霜前后巴豆油的含量测定。

（四）实验器具和材料

（1）实验器具　索氏提取器、称量瓶、水浴锅、天平、乳钵、蒸发皿、量筒。

（2）实验材料　巴豆、巴豆霜（同一类源炮制品）；乙醚、无水硫酸钠；滤纸、吸油纸等。

（五）实验方法

巴豆及巴豆霜中巴豆油的含量测定　分别取巴豆和巴豆霜约 5g，精密称定，分别装入滤纸筒内，上下均塞脱脂棉，置干燥的索氏提取器中，由提取管上方加入无水乙醚 120ml，连接冷凝装置，恒温水浴提取 6 ~8 小时，水浴温度控制在 50℃左右，巴豆油是否提取完全，按下法检查。

从提取管中吸取 10 滴乙醚提取液于表面皿上，置水浴锅上挥尽乙醚，然后加入 4 ~5 粒无水 Na_2SO_4，置电炉上加热，若无丙烯醛臭味，或乙醚提取液滴于白色滤纸上，乙醚挥尽后若无油迹，则为提尽。

利用原装置加热，回收乙醚，然后将烧瓶中的提取液倒入预先洗净，在 100℃干燥并精密称重的蒸发皿中，用少量无水乙醚洗涤烧瓶，一并加入蒸发皿中，在水浴上徐徐蒸发，挥尽乙醚，然后置烘箱中，100℃干燥 1 小时取出，移入干燥器中冷却 30 分钟，精密称定，计算，即得。

$$巴豆油含量（\%）=\frac{巴豆油重}{样品重}\times 100\%$$

（六）实验注意事项

1. 实验过程中，需带好手套、口罩，避免直接接触皮肤，实验完成后的所有实验用具均需及时清洗干净。

2. 加入乙醚量不得超过烧瓶的 2/3。挥发乙醚时，水浴温度以 40℃为宜，温度太高，易溢出。乙醚完全挥去后，才能置入烘箱内干燥。

（七）思考题

1. 巴豆为什么采用制霜法进行炮制？炮制的过程中不加热行不行？为什么？

2. 为什么需要严格控制巴豆霜中巴豆油含量？

实验二十八　提净法、烘焙法、干馏法

（一）实验目的

1. 了解提净法、烘焙法及干馏法的目的意义。

2. 掌握提净法、烘焙法及干馏法的操作方法、注意事项及质量要求。

（二）实验原理

1. 提净法是将某些可溶性无机盐类矿物药，经过溶解、过滤、重结晶处理，以除去杂质，使药物纯净，从而达到提高疗效、缓和药性或降低毒性等目的。

2. 烘焙法是将某些昆虫类药物或其他药物，用文火直接或间接加热，使之充分干燥，便于粉碎和贮存。烘就是将药物置于近火处或利用烘箱、干燥室等设备，使药物所含水分徐徐蒸发，从而使药物充分干燥。焙则是将净选后的药物置于金属容器或锅内，用文火经较短时间加热，并不断翻动，焙至药物颜色加深、质地酥脆为度。

3. 干馏法是将药料置于适当容器内，以火烤灼，使产生汁液的方法。药料由于干热高温处理，产生了复杂的质的变化，形成了新的化合物，如鲜竹、木材、米糠等干馏所得的化合物是以不含氮的酸性、酚性物质为主要成分，如己酸、辛酸、庚酸、壬酸、癸酸、愈创木酚等。含蛋白质类的动、植物药（如鸡蛋黄、大豆、黑豆）等干馏所得的化合物则以含氮碱性物质为主，如哈尔满（Harman）和吡啶类、卟啉类的衍生物。干馏法温度一般较高，多在120℃～450℃进行，但由于原料不同，各物裂解温度也不一样，如蛋黄油在280℃左右，竹沥油在350℃～400℃左右，豆类的干馏物一般在400℃～450℃制成。

（三）实验内容

（1）提净法　芒硝、硇砂。

（2）烘焙法　蜈蚣。

（3）干馏法　蛋黄油、竹沥。

（四）实验器具和材料

（1）实验器具　烘箱、炒锅、电炉、搪瓷盘、漏斗、抽滤瓶、蒸发皿、烧杯、石棉网、玻璃棒、砧板、滤纸等。

（2）实验材料　芒硝、硇砂、蜈蚣、鸡蛋、鲜竹；鲜萝卜、食醋。

（五）实验方法

1. 提净法

（1）芒硝 取适量鲜萝卜，洗净，切成片，置煮制容器内，加适量水煮透，捞出萝卜，再投入适量天然芒硝（朴硝）共煮，至全部溶化，趁热过滤，滤液放冷结晶。待结晶大部分析出，取出置避风处适当干燥即得。其结晶母液经浓缩后可继续析出结晶，直至不再析出结晶为止。每100kg朴硝，用萝卜20kg。

成品性状：芒硝为棱柱状、长方体状或不规则块状及粒状晶体，无色透明或类白色半透明。质脆，易碎，断面显玻璃样光泽。气微，味咸。

（2）硇砂 取净硇砂块，置沸水中溶化，过滤后倒入搪瓷盆中，加入适量醋，将搪瓷盆放在水锅内，隔水加热蒸发，当液面出现结晶时随时捞起，直至无结晶析出为止，干燥。或将上法滤过所得的滤液置锅中，加入适量醋，加热蒸发至干，取出，即可。每100kg硇砂，用米醋50kg。

成品性状：醋硇砂为灰白色或微带黄色或紫红色的结晶性粉末，味咸、苦。

2. 烘焙法

蜈蚣 取原药材，去竹片，洗净，置加热的炒锅中，微火焙黄，取出，放凉，剪段。

成品性状：焙蜈蚣呈棕褐色或黑褐色，有焦腥气。

3. 干馏法

（1）蛋黄油 鸡蛋煮熟后，剥取蛋黄置适当容器内，碾碎，以文火加热，不断翻炒，除尽水分后用武火炒熬，至蛋黄油出尽为止，滤出蛋黄油装瓶备用。在操作中注意掌握先文火使水分蒸发，后武火（280℃）煎出油为度。

成品性状：蛋黄油为棕黄色油状液体，具青黄色荧光。

（2）竹沥 取鲜竹，洗净，从两节之间锯开，竹节位于中间，纵向劈开两瓣，架在文火上加热，两端流出的汁液接于烧杯中，即得。

成品性状：竹沥为青黄色或黄棕色浓稠汁液，具烟熏气，味苦微甜。

（六）实验注意事项

1. 提净法制备芒硝时加水量要适宜，以免影响结晶；煮至全部溶化后应趁热过滤，防止在原煮液中析出结晶，达不到去除杂质，纯净药物的目的。

2. 药物烘焙时，一定要用文火，并要勤加翻动，以免药物焦化。

3. 干馏蛋黄油时，先以文火加热，水分蒸发后再用武火。

（七）思考题

1. 芒硝提净中用萝卜同煮的作用是什么？

2. 精制硇砂时为何加醋？

3. 蜈蚣烘焙的目的是什么？

实验二十九 中药炮制研究实验设计

（一）实验目的

1. 培养学生查阅文献、发现问题、提出问题及分析和解决实际问题的能力。
2. 培养学生中药炮制科学研究的能力和创新意识。

（二）实验原理

临床上使用的中药均需经过炮制成为饮片后才能进行组方配伍，而炮制的主要目的就是减毒增效。进行炮制科研设计和科学研究的任务就是要探索中药在炮制过程中是如何起到减毒增效作用，以及减毒增效作用的机理和科学内涵。

中药含有复杂的化学成分，每一味中药实际上是一个小的化合物库，经过传统炮制技术的浸洗、切片、干燥及加辅料、加热等处理，中药本身会发生相应的物理和化学变化，这些变化将会影响中药的药效或毒性。

本实验在规定的时间或限定条件下，由学生自己提出问题，并通过查阅文献，进行实验设计，采用已经学过的实验操作技术或通过查阅资料能够在实验室内完成的实验技术完成操作，统计分析实验结果，写出研究性论文，从而培养学生进行中药炮制研究的初步科研设计能力，分析问题、解决问题的能力和创新意识。

（三）实验内容

1. 炮制对药物化学成分影响的研究

（1）定性分析 采用 TLC、UV 等方法对炮制前后或者不同炮制方法、工艺条件炮制的炮制品进行比较，寻找生、熟饮片所含化学成分质或量的异同点。

（2）含量测定 采用 HPLC、GC、TLC、紫外－可见分光光度法等测定炮制前后或者不同炮制方法、不同工艺条件炮制品中某种或某类成分的含量。

2. 炮制对药物药理作用影响的研究

（1）药效实验 比较炮制前后或者不同炮制方法、不同工艺条件对炮制品与功效相关的药理作用，如抗炎、镇痛、止咳、止血等的影响。

（2）毒性试验 比较炮制前后或者不同炮制方法、不同工艺条件炮制品的急性毒性、刺激性等的变化。

3. 炮制方法和工艺研究

（1）炮制方法比较 对一种药材的不同炮制方法进行比较，或者设计新的方法与传统方法进行比较。

（2）炮制工艺研究　采用单因素比较或者正交设计、均匀设计等方法对影响炮制工艺的因素条件进行优选，确定具体的工艺技术参数。

（四）实验器具和材料

（1）实验器具　根据设计的具体实验内容和需要确定。

（2）实验材料　根据设计的具体实验内容和需要确定。

（3）实验动物　根据设计的具体实验内容和需要确定。

（五）实验方法

1. 实验设计

（1）自由结合组成实验小组（不超过10人），确定小组负责人。

（2）查阅文献资料，小组讨论，确定选题内容和题目，设计实验步骤，实验方案交指导老师审阅。

2. 实验操作

（1）完成实验设计，确定相关实验器材，到指定实验室领取和借用实验器材。

（2）运用所学化学、药理、分析等相关知识和操作技能，分工协作，实施并完成自行设计的实验方案，认真记录实验数据。

3. 论文撰写

（1）对实验数据和结果进行统计分析，做出恰当结论。

（2）以论文的格式写出实验报告。对实验结果和现象进行讨论。

（六）实验注意事项

设计的实验题目和内容，必须是在指定实验室提供的实验条件和规定时间内能够完成，并经老师批准。

实验三十　中药饮片企业考察实习

（一）实验目的

为密切联系生产实际，中药炮制学实验课程还包括教学见习和生产实习。各学校可根据具体情况自行安排，选择具有一定代表性的中药饮片厂或药材公司进行实习，目的在于增强学生对中药饮片厂在生产、质量控制、仓储等方面的感性认识，了解中药饮片厂生产的现状和历史，深化课堂理论教学内容。

（二）实验内容

1. 参观实习生产区

（1）了解中药饮片厂的厂区设计、厂房车间布局，以及根据《药品生产质量管理规范》要求而制定的生产工艺流程和岗位操作规程等内容。

（2）了解中药饮片生产线按照中药饮片生产工艺流程进行设计建造情况；了解毒性中药饮片和直接口服中药饮片生产控制情况。

（3）熟悉中药饮片大生产中净选、软化、切制、蒸煮、干燥、炒制、炙制、煅制、复制、包装等车间操作的主要方法和常用器械设备。

2. 参观实习仓储区

了解中药饮片厂的仓储区分类、仓库管理、中药材及中药饮片的养护等知识。

3. 参观实习质控中心

（1）了解中药饮片生产过程中，对原药材和中药饮片生产过程的质量管理和质量检验控制情况。

（2）了解中药饮片厂质控中心下设质量管理部、检验中心情况。

（3）熟悉企业质量标准制订和检验操作规程内容。

（三）方案实施

选择有一定代表性的中药饮片厂作为参观实习单位，事先联系，精心安排，充分准备。带教的指导教师根据被参观单位实际情况和具体条件，提出考察实习要点和注意事项，学生带着问题前往参观实习。

在集中听取单位有关负责人重点介绍的基础上，由单位业务骨干带领分组参观，实地讲解。学生边听边看边想，并及时提问请教。实习动手操作，按实习单位的计划分配学生到各部门。注意安全，遵守单位规章制度。

参观实习后应及时就体会、意见或建议写出报告，并组织一次班级交流。

附 中药饮片生产企业饮片生产规程和要求

根据《药品生产质量管理规范》（国家食品药品监督管理局令第9号，1998年修订）要求，中药饮片厂必须有整洁的生产环境；厂区的地面、路面及运输等不应对药品的生产造成污染；生产、行政、生活和辅助区的总体布局应合理，不得互相妨碍。中药饮片厂厂区的设计、布局应符合以下要求：

1. 厂房应建在周围环境整洁、空气清洁、无污染源、无生活垃圾及污染物堆放的地方。厂房的周围不得对生产造成污染。如在厂区的周围不应有排放污染物的化工厂、垃圾填埋场、被污染的水源等。

2. 在厂区内建立生产区、行政区、质检中心、辅助区。生产区一般建造在厂区的最里面，其他区域建在厂区的外部，以尽量减少人员进出生产区。各区域之间应分开，不得相互妨碍。

3. 厂区内应地面平整，道路畅通，无积水。空地应做成水泥地面并绿化，做到无露土，减少厂区内灰尘飞扬。绿化应选择不产生花粉、绒毛等污染物的植物。

4. 厂房应按照净选、软化、切制、蒸煮、干燥、炒制、炙制、过筛、包装等工艺流程进行布局，煅制在净制之后或包装之前均可，原药仓库尽量靠近净选车间，饮片仓库、包装仓库靠近包装车间，以缩短物料、中间产品、成品在生产过程中的运输距离，提高工作效率。

5. 毒性药材的生产应设立单独生产线，按原药仓库、净选、软化、切制、蒸煮、干燥、炒制和炙制、过筛、包装等工艺流程进行布局，严格与其他中药饮片的生产隔离。

6. 直接口服中药饮片的粉碎、过筛、内包装等应在洁净厂房内生产，洁净厂房与非洁净厂房之间应设置缓冲室，在洁净厂房和缓冲室中安装净化、消毒设备。

7. 厂房内各车间及车间内的各操作间用墙体或其他物体隔离，以免相互间的混淆和相互妨碍。每个车间或操作间有足够的生产操作、物料存放、设备维修保养、容器工具清洗及存放的面积和空间。

8. 厂房应有防止昆虫和其他动物进入的设施，如设置挡鼠板，在通风口、门窗上设置纱门、纱窗等。

9. 厂房地面、墙壁、天棚等内应表面平整，易于清洁，不易产生脱落物，不易滋生霉菌。

生　产　区

生产区是进行炮制加工以及原药材、中药饮片、生产辅料、包装材料等存贮的场所。

中药饮片生产线一般按照中药饮片生产工艺流程进行设计建造，其中毒性药材生产加工应与普通饮片加工分离，直接口服饮片应在洁净区内进行生产，因此，中药饮片生产加工线主要可以分为普通中药饮片生产线、毒性中药饮片生产线和直接口服中药饮片生产线。

一、普通中药饮片生产线

按照中药饮片生产工艺流程，普通中药饮片生产区主要包含：净选、软化、切制、蒸煮、干燥、炒制、炙制、筛制、包装等车间，见附图1。

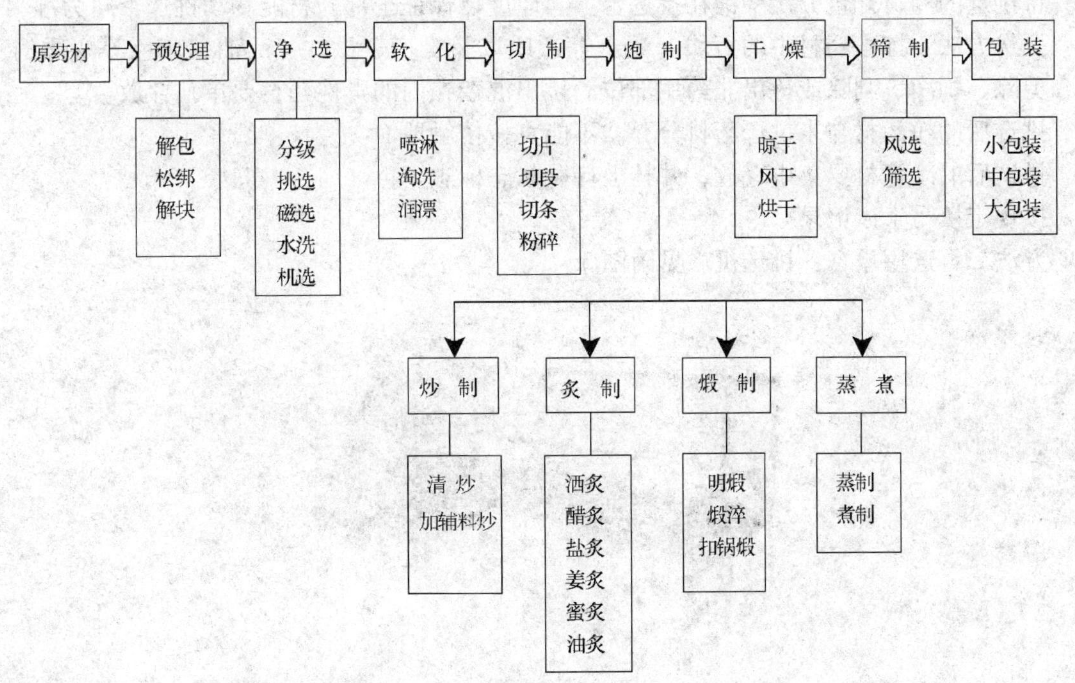

附图1　普通中药饮片生产区的生产工艺流程

（一）净选车间

饮片净选的目的是除去药材中混杂的非药用部位和杂质，达到药用的净度标准和规格要求。净选车间的工艺流程图见附图2。

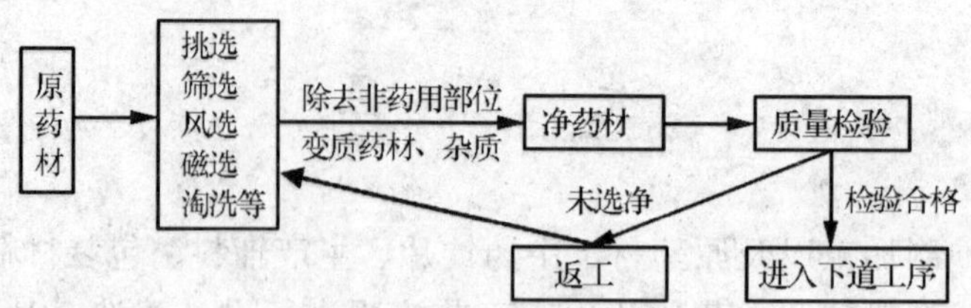

附图2 拣选车间工艺流程图

净选车间主要设备有挑选台、挑选机、筛药机、风选机、磁选机、去石机、洗药池、洗药机等。

净选主要标准操作规程

1. 挑选工艺操作规程

方法一：选用工具：挑选台。

将挑选的药材开包分次平铺在挑选台上，厚度以保证全部药材能翻动挑选干净为准。

挑选方法：拣出药材中的石块、泥土等杂质以及霉变、虫蛀、泛油、变色等变质的药材，剪除、刷净、刮除或拣出非药用部位。挑出混杂在内的毒性药材要单独存放。

挑选后的净药材与未挑选药材分开，不能直接接触地面。

挑选后的净药材要集中存放，并挂上待验状态标志。

按规定填写生产记录。

方法二：选用设备：挑选机。见附图3

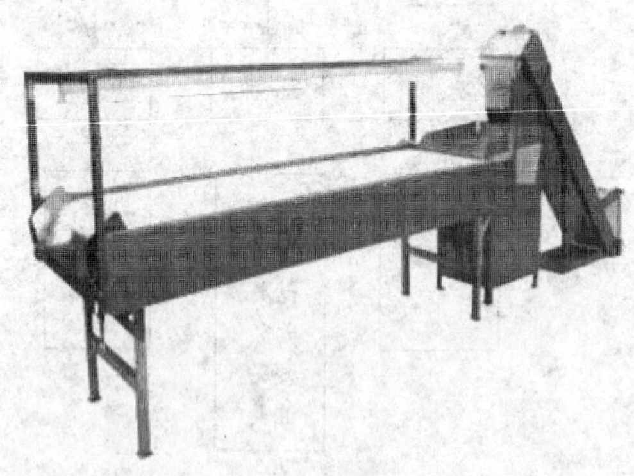

附图3 挑选机

开机前检查物料输送机、挑选输送带的运转是否正常，照明灯有否损坏，出现故障和损坏应及时排除或更换。

根据挑选的难易程度，调节上料机的上料速度和挑选输送带速度，启动上料机和输送机。

在出料口放置接料容器，打开总电源开关，先按下挑选机启动按钮，再按输送机启动按钮。挑选人员在挑选输送带两边做好准备挑选。

将药材放在输送机上，向进料斗进料，使物料及时进入输送带。

挑选人员将杂质、变质的药材挑出，放在边上小的输送带上。在接料容器满了后及时更换容器。

操作完毕，清理输送机下的回料，待输送机上的物料输尽，关闭输送机，待挑选机上的物料全部落入接料容器，再关闭挑选机和总电源开关。

2. 风选工艺操作规程

方法：选用设备：风选机，见附图4。

风选机出料口放置接料容器，打开总电源开关，按下风选机和输送机启动按钮。

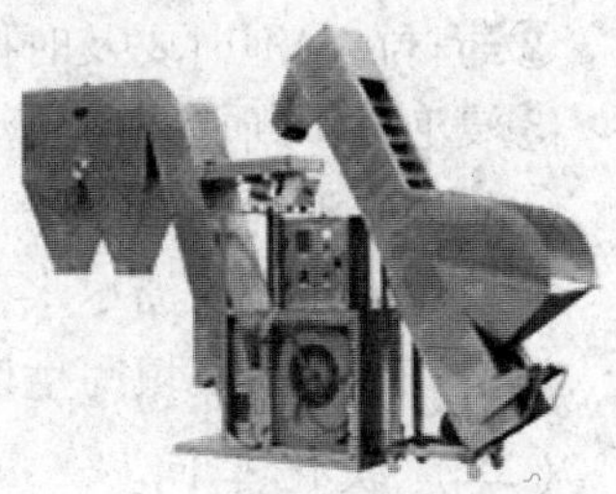

附图4　风选机

根据中药的大小、轻重情况，调节输送机料斗抽板，使其有适宜的上料速度。一般情况下，风选机进料速度应大于输送机上料速度，避免物料在振动器内积压。根据中药材或中间产品质地和杂质调节变频器旋扭以改变风机风量，使物料充分分离。

将药材放在输送机上，向风选机进料。

接料容器盛满后立即更换空的接料容器。

风选完毕，先关闭输送机，待风选机上的物料全部落入接料容器时，再关闭风选机和总电源开关。

风选后的净药材要集中存放，并挂上待验状态标志；风选后的杂质倒入垃圾箱内。

风选完成后认真填写生产记录。

3. 清洗工艺操作规程

方法一：选用设备：洗药机。

洗药机主要用于根及根茎类、果实类、皮类（肉桂、杜仲、苦楝皮、厚朴、秦皮、桑白皮、黄柏除外）、茎木类（大血藤、大活血、木通、皂角刺、忍冬藤、鸡血藤、钩藤、首乌藤、海风藤、槲寄生、透骨草、楤木除外）、菌类、动物类、矿物类、其他类药材的清洗。

①接通电源，启动电机，在无异常声音的情况下，启动水泵（水阀），打开喷淋阀放水。

②待洗药机运转正常后，在出料口放置能沥水的接料容器，从进料口适量、均匀地加入中药材反复连续作业。

③清洗完毕，关闭洗药机和进水阀，切断电源。

方法二：选用设备：洗药池。

洗药池主要用于淘洗草类、皮类（肉桂、杜仲、苦楝皮、厚朴、秦皮、浙桐皮、桑白皮、黄柏等）、茎木类（大血藤、大活血、木通、皂角刺、忍冬藤、鸡血藤、钩藤、首乌藤、海风藤、槲寄生、透骨草、楤木等）及种子类药材。

①在干净的水池或容器内放入饮用水，水的高度以2/3为宜。淘洗时继续开启进水阀

门进水，同时缓慢放出淘洗过的脏水（即用流动水洗药）或淘洗以后再用清水冲洗一遍。

②将药材放在水中，用手或洗药的工具将药材上下翻滚，迅速把药材表面的泥土、杂质洗净后捞出。

③清洗完毕，切断水源，放出水池中的水。

洗药池还可用于浸泡动物药中的贝壳、角以除去咸味和腥气。

①将药材放在干净的水池中，在水池内放入饮用水，水的高度以浸没药材为度，浮海石和海螵蛸浸泡时上压重物使其下沉。

②药材在浸泡时要及时换水

③浸泡时不断检查所浸泡药材的气味，以至仅残留少许咸味和腥气时取出。

④放出水池中的水。

清洗后的净药材沥尽水，挂上待验状态标志，放置（净药材不能直接接触地面）。

清洗完成后认真填写生产记录。

（二）软化车间

药材切制前须经过润泡等软化处理，使其软硬适度，便于切制。传统的软化方法包括淋法、抢水洗法、泡法、润法等，使药材吸水、软化。

软化车间的工艺流程见附图5。

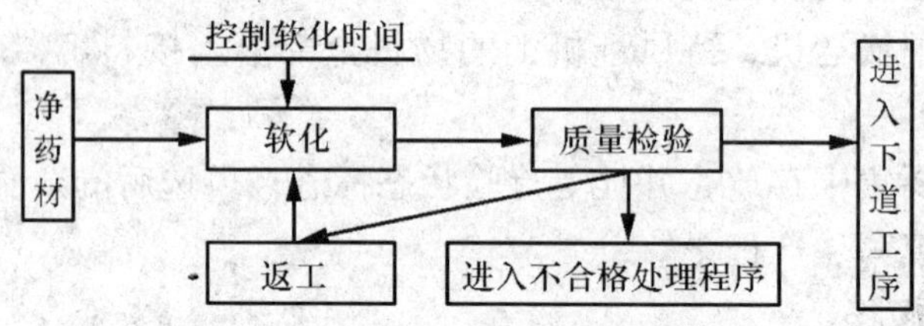

附图5 软化车间工艺流程图

软化车间常用的软化装备是水洗设备，如洗药机、润药池、真空气相置换式润药机等。

软化工艺操作规程

方法一：选用设备：润药池。

将净药材置于干净、无水的润药池内，少量的置适宜的容器内。

将药材表面淋水至湿润，在表面干燥时再淋水，至内部软化为止。

药材软化后，将药材装入干净的容器内，挂上待验状态标志。

润药人员工作完成后应认真填写生产记录。

方法二：选用设备：真空气相置换式润药机，见附图6。

检查润药机的箱门密封是否良好，蒸气阀、排污阀、出水阀、放空阀是否处于关闭状态，设备传动系统是否正常。

将药材装入专用的放料箱中，打开箱门，推至箱体内，关闭箱门。

参数设定

①抽真空时间：调节抽真空时间开关，设定在20～30分钟。

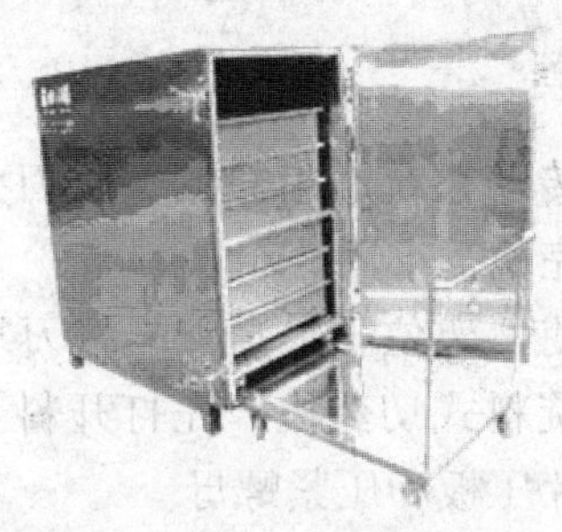

附图 6　真空气相置换式润药机

②软化时间：调节软化时间开关，一般设定在 10 ~ 60 分钟，根据不同药材的软化要求确定其软化（润药）时间。

③压力：调节压力开关，控制器压力设定在 0.005 ~ 0.01MPa。

开机　按下启动按钮，润药机自动完成以下过程：门密封、抽真空、充蒸气、药浸润、结束报警。

停机取药　按下停止按钮，关闭真空阀开关，切断电源，等待 3 ~ 5 分钟后，打开润药箱的门，用外推车把内推车从润药箱内拉出，挂上待验状态标志。如需多次润药，则重复上述的步骤。

每一步骤均应填写生产记录。

（三）切制车间

切制饮片的目的是为了进一步的炮制和调剂配方。同一药材，若饮片的厚薄、粒度相差太大，在配方后煎煮过程中就会出现药用成分溶出不一，在进一步的炮制中，炮制程度就难以控制，均匀性差，达不到炮制的作用。

切制车间的工艺流程见附图 7。

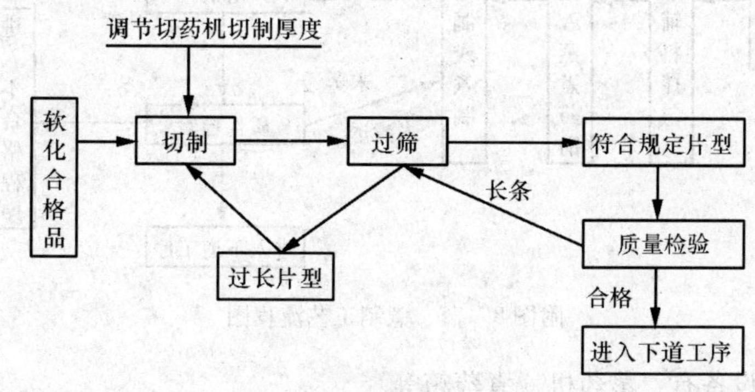

附图 7　切制车间工艺流程图

切制车间主要设备有：剁刀式切药机、转盘式切药机、旋料式切片机、直线往复式切药机等。

切制工艺操作规程

方法：选用设备：切药机。

检查　检查电源，观察设备传动系统、齿轮箱、压刀夹具、转盘、进料皮带或履带等关键部件是否正常，防护罩是否完整、牢固。

装刀片　用手转动皮带轮，使刀架位于最高点，将刀片置于刀架杆的钩头并紧贴刀架杆，拧紧压力刀板螺母。如果是旋料式切药机，先打开料斗盖，取下刀片压板，将刀片斜面朝外置于装刀平面上，装上刀片压板和压紧螺母。

调节切片长（厚）度　根据具体工艺要求，对药材切制长（厚）度等各项工艺数据进行调整。长（厚）度调整后将湿润后的药材进行试切，直至切出符合要求的片子。

试车、启动　用手转动皮带轮或转盘数周，检查无异常情况后，打开电源，启动切药机。

切制　将接料的容器放入接料口，把浸润后的中药材均匀地送入进料斗或输送带，使其切制成规定的长（厚）度。

接料　容器盛满后移开接料口，同时接上空的接料容器，保证切制后的净药材不落地。

关机　生产结束后关闭切药机，切断电源。

取刀片　用手转动皮带轮，让切刀位于最高位置（旋料式切药机打开料斗盖），用扳手拧开压刀板螺母，取下刀片，装好压刀板。

在盛药容器上挂上待验状态标志。

切制工作完成后应认真填写生产记录。

（四）蒸煮车间

有些中药饮片需要进行蒸制和煮制。蒸、煮制工艺流程见附图8。

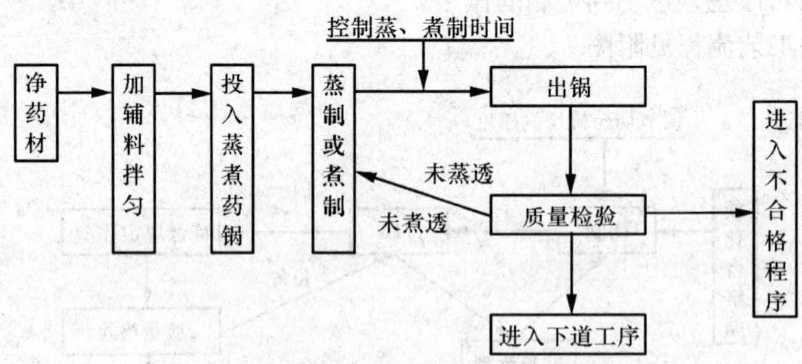

附图8　蒸、煮制工艺流程图

蒸煮车间主要设备有：蒸药机、煮药箱等。

蒸煮工艺操作规程

方法：选用设备：蒸药机。

取净药材，加入规定量的液体辅料（具体加入的辅料及数量见下表，清蒸除外），拌匀，稍闷，使辅料吸尽。

将物料装入不锈钢料筐内，盖好料筐盖，打开箱门，放入蒸药箱内，锁闭箱门。

接通电源，打开进水阀，设定蒸制时间、温度（100℃），关闭排污阀和球阀，拨动开机按钮，开始蒸制。

待蒸至规定时间，蒸透或至规定程度时，关机，关闭进水阀。除木瓜外，其他品种还需焖至规定的时间（具体蒸制时间及程度见附表1）。

冷却后，将蒸制好的中间产品取出，挂上状态标志。蒸制工作完成后应认真填写生产记录。

附表1　　常用中药饮片蒸制条件及蒸制标准

品名	辅料用量/100kg	蒸制时间	焖制时间	蒸制程度
大黄	酒25kg	8～10小时	12小时	内外均呈黑褐色
玉竹	无	6～8小时	8～10小时	滋润黑色
熟地黄	无	6～8小时	焖过夜	内外均滋润黑色
何首乌	无	6小时	焖过夜至48小时	内外均呈棕褐色
黄精	无	8小时	10～12小时	内外均滋润黑褐色，需反复蒸焖
山茱萸	无	8～10小时	10～12小时	表面黑色
女贞子	酒20kg	2～4小时	焖过夜	表面色泽黑润
木瓜	无	4～5小时		内外质软
五味子	醋20kg	2～4小时	焖过夜	表面黑色油润
南五味子	醋20kg	2～4小时	焖过夜	表面黑色油润

煮制工艺操作规程

方法：选用设备：煮药箱（见附图9）。

揭开锅盖，打开放药液阀门和放冷凝水小阀门，检查机械部分是否正常。

关闭放冷凝水小阀门、放药液阀门。

接通电源，按下进料出料按钮，当锅体倾斜（倾斜度通过限位开关可调整）到位后，放入净药材，在锅中加入规定量的水或辅料（加入辅料的品种和数量见附表2），水或辅料的量以没过药材为度。

按下进料出料按钮，将锅体转到直立位置，盖上锅盖，设定煮制时间，开启蒸气总阀、中心进气阀门、夹层进气阀门，通入蒸气（内、外二层可同时通蒸气）进行蒸煮。

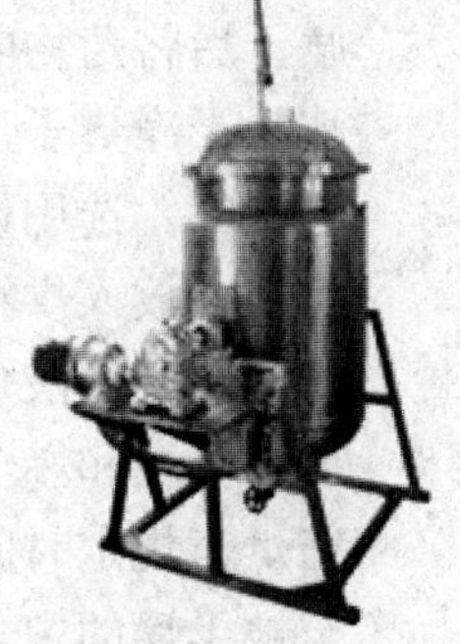

附图9　蒸药锅

煮至规定的时间，液体完全被吸尽，或切开药材内无白心时（具体煮制时间、煮制程度见附表2），关闭夹层进气阀门、中心进气阀门、蒸气总阀，打开放冷凝水小阀门和放药液阀门。

按下进料出料按钮，当锅体倾斜到位后，取出，盛入容器中，挂上状态标志。煮制工作完成后应认真填写生产记录。

附表 2　常用中药饮片煮制条件及标准

品名	所用辅料及数量/100kg	煮制时间	煮制程度
制川乌	无	4～6 小时	大个及实心者切开内无白心，口尝微有麻舌感
制天南星	生姜、白矾各 12.5kg		内无干心
制甘遂	豆腐 50kg	2～3 小时	内无干心，微具麻舌感
制关白附	豆腐 25kg		内无白心，口尝微有麻舌感
醋延胡索	醋 20kg，水适量	4～6 小时	醋被吸尽，内无干心
制远志、制远志肉	甘草 6kg		汁液被吸尽，口尝微有刺喉感
醋香附	醋 20kg，水适量		内外均呈深褐色
制草乌	无		大个及实心者切开内无白心，口尝微有麻舌感
厚朴	鲜生姜 10kg 制成 30kg 姜汁		姜汁被吸尽

（五）干燥车间

干燥车间通过不同方法对药材进行干燥，使药材所含水分达到规定范围，从而便于贮存。

干燥车间主要设备有烘房、热风循环烘干箱、翻板式烘干机、网带式烘干机、隧道式烘干机、敞开式烘干箱、滚筒式烘焙机、转筒式烘干机等。

干燥工艺操作规程

方法一：日晒。

把垫子在晒场上摊开，将需干燥的净药材倒在垫子上，均匀摊平。

每隔 1～2 小时翻动日晒的药材。

晒干后将药物收入容器中。

清除干净垫子上的药屑、灰尘，折叠后放入规定的地方。

方法二：选用设备：超导烘箱。

将药物放入烘箱内，摊平。

打开电源和液化气阀门，设定烘干温度和烘干时间。

启动电机和燃烧器开关。

当烘至规定时间或干燥程度时，关闭液化气开关阀门。

至被干燥的中药冷却后关闭电机及电源，把干燥后的中药收入容器中。

方法三：选用设备：热风循环烘干箱。

从烘箱内拉出推车，先将须干燥的药物均匀地摊放在烘盘（放料盘）中，放入推车上。

打开箱门，将推车推进烘箱，关闭箱门。

打开电源，设定干燥温度与干燥时间。

打开风机开关和蒸气阀门或加热开关。

干燥至规定时间及程度时，关闭蒸气阀门或加热开关。

将推车拉出，从推车上取出烘盘（放料盘），将干燥的药物倒出。

（六）炒制车间

炒制车间主要用于中药饮片的炒黄、炒焦、炒炭、麸炒、米炒等加工环节。其工艺流程图见附图10。

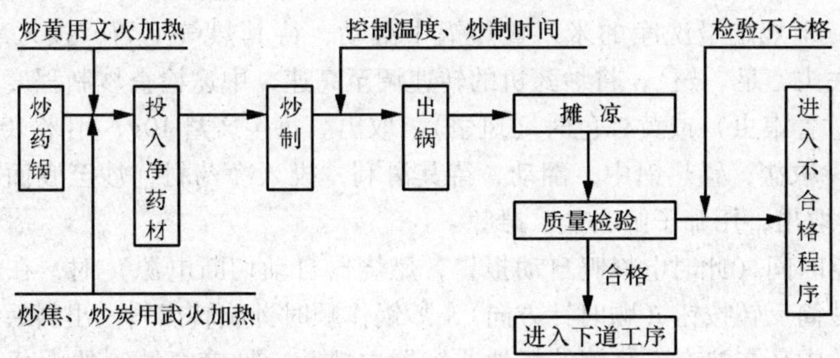

附图10　清炒工艺流程图

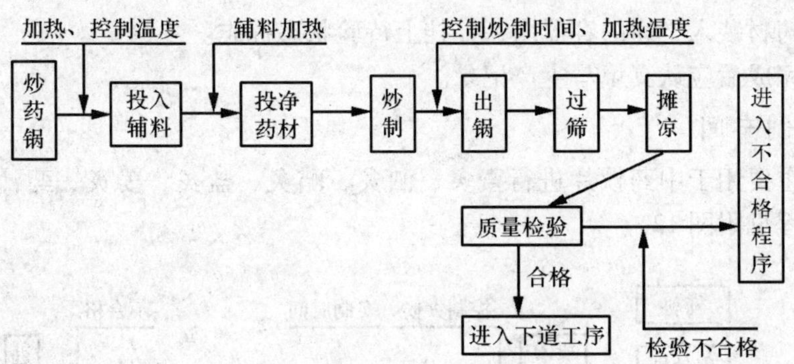

附图11　加辅料炒工艺流程图

炒制车间主要设备有：文火炒药机、武火炒药机等。

炒制工艺操作规程

方法：选用设备：炒药机。

打开电源开关，设定温度（炒黄用文火，炒焦、炒炭用武火），设定炒制时间。

启动炒筒正转按钮（逆时针方向），打开燃烧器开关，启动除尘设备。

待炒药机升至规定的温度，根据不同的炒制方法投料、炒制。

（1）炒黄　取净药材，投入热锅中，用文火炒，将炒药机的转速调至高速（炒蒲黄仍用慢速），中途检查炒制程度。待炒至表面微黄，略具焦斑或能嗅到药材的固有焦香气味时即可。

（2）炒焦　取净药材，投入热锅中，将炒药机的转速调至高速，中途检查表面、断面炒制程度，至表面焦黄色，断面色加深时即可。

（3）炒炭　取净药材，投入热锅中，将炒药机的转速调至高速（蒲黄炭用慢速），燃烧机调至武火。中途检查表面、断面炒制程度，待炒至浓烟上冒，表面焦黑色，内部棕褐色或至规定的程度时，微喷水，灭尽火星取出，取出后晾干。

（4）麸炒　取规定量麸皮或蜜麸皮，置热锅中翻动，待冒烟时，投入净药材，将炒药机的转速调至高速，中途检查炒制程度。待表面呈深黄色或色变深时即可。

（5）米炒　取规定量洗净的米，置热锅中翻动，待其热气上冒，投入净药材（红娘虫、青娘虫除去头、足、翅），将炒药机的转速调至高速，中途检查炒制程度。待米呈焦黄色时（红娘虫、青娘虫）或黄棕色时（斑蝥），取出。每生斑蝥10g，用米100g。

（6）盐炒　取盐，置热锅中，翻动，待其滑利，投入净药材，炒至表面微具焦斑，稍鼓起（牛膝）。取出，用筛子筛去盐，摊晾。

当炒至设定时间（此时电蜂鸣自动报警，燃烧器自动切断电源）时，在出料口放上接料容器，启动炒筒反转按钮（顺时针方向），炒锅作顺时针旋转出料。出料后按停止按钮。

将炒制后的中药在垫有不锈钢的场地或容器内摊晾，加辅料炒制的中药先筛去辅料后摊凉（斑蝥再除去头、翅、足）。

炒制结束，关闭电源、除尘设备。

摊晾后将药材装入干净的容器内，并挂上待验状态标志。

炒制工作完成后应认真填写生产记录。

（七）炙制车间

炙制车间主要用于中药饮片进行蜜炙、酒炙、醋炙、盐炙、姜炙、药汁炙等环节的加工。其工艺流程见附图12。

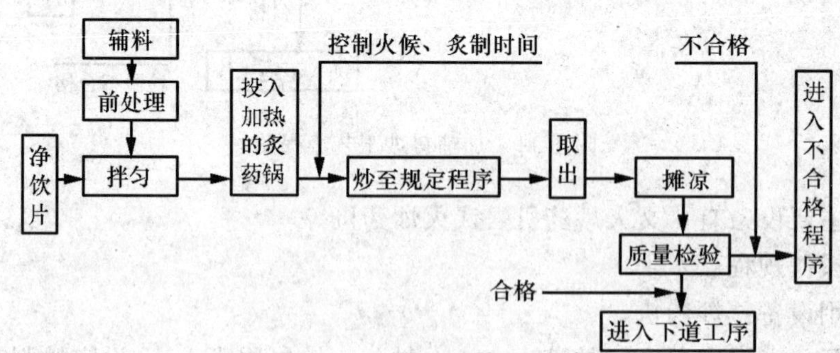

附图12　炙制工艺流程图

炙制车间主要设备有炒药机、蜜炙锅等。

炙制工艺操作规程

1. 蜜炙工艺操作规程

取净饮片，置容器内摊平，均匀加入稀释后的炼蜜，用铁铲拌匀，稍闷，使炼蜜吸尽。每100kg净饮片加入规定量的炼蜜（具体加蜜量见附表3）。

打开炒（炙）药机电源开关，设定温度、炒制时间。

启动炒（炙）药机正转按钮（逆时针方向），打开燃烧器开关，启动除尘设备。

待炒药机升至规定的温度，将拌有炼蜜的饮片用铁铲投入炒药机滚筒或炙药锅内，用文火炒至不粘手。

当炒至设定时间和规定程度时立即关闭燃烧器电源，然后关闭电机；待燃烧机及电机停止运转后，再启动“反转”，转筒出料于容器内；如果是炙药锅先拔出定位插销，转动手轮，使炙药锅倾倒，直至炙制的药物全部倒出。

将蜜炙后的中药饮片在垫有不锈钢的场地或容器内摊晾，并挂上待验状态标志。

关闭电机、烟道风口、除尘设备。

蜜炙工作完成后应认真填写生产记录。

附表 3　　蜜炙中药饮片加蜜量

品名	炼蜜用量/100kg	品名	炼蜜用量/100kg
升麻	20～25kg	甘草	25～30kg
白薇、白前、前胡、桔梗、枳壳、枳实	15～20kg	紫菀、马兜铃、旋覆花、款冬花	25kg
葶苈子、紫苏子、僵蚕	10kg	远志、化橘红、麻黄、枇杷叶、桑叶、桑白皮	20kg
黄芪	35kg	百部	12kg
百合、桂枝	6kg	蜂房	15kg

2. 酒炙工艺操作规程

加入辅料：取净饮片，在垫有不锈钢的场地上摊平，均匀加入黄酒，用铁铲拌匀；如用炙药机，将黄酒倒入贮液灌中，将需炙制的中药饮片投入炙（炒）药筒内，启动炒筒正转按钮，启动高压泵，打开辅料喷淋装置的喷嘴，喷入规定量的辅料，通过（炒）药机的转动，使辅料与中药拌匀，关闭电机。稍闷，使酒吸尽。每 100kg 净饮片用黄酒量见附表4。

附表 4　　酒炙中药饮片加酒量

品名	用酒量/100kg	品名	用酒量/100kg
酒川芎、酒牛膝、酒丹参、酒龙胆、酒白芍、酒当归	10kg	酒大黄、酒黄芩、山茱萸、乌梢蛇	20kg
酒黄连	12.5kg 或 20kg	胡芦巴	5kg
黄柏、关黄柏	25kg		

打开电源开关，设定温度、炒制时间。

启动炒筒正转按钮（逆时针方向），打开燃烧器开关，启动除尘设备。

投料、酒炙方法、程度：将黄酒拌好的饮片投入炒药机滚筒内或炙药机的锅内，用文火炒至规定程度（见附表5）。

附表 5 酒炙中药饮片炮制程度

炮制品	炒制程度
酒川芎、酒丹参、酒白芍、酒大黄、酒黄连、酒黄芩	表面色变深
酒当归	表面深黄色
酒牛膝	表面色变深，微鼓起
酒龙胆	表面深黄色
酒关黄柏、酒黄柏	表面深黄色
酒胡芦巴	表面深黄棕色
酒乌梢蛇	表面棕褐色（带皮）或深黄色（去皮）

当炒至设定时间和规定程度时立即关闭燃烧器电源，然后关闭电机；待燃烧机及电机停止运转后，再启动“反转”，转筒出料于容器内。

将酒制后的中药在垫有不锈钢的场地或容器内摊晾。

关闭电机、烟道风口、除尘设备。

摊凉后将炙制的饮片装入干净的容器内，并挂上待验状态标志。

炙制工作完成后应认真填写生产记录。

3. 醋炙工艺操作规程

加入辅料：取中药饮片，在垫有不锈钢场地上或容器内摊平，加入米醋，用铁铲拌匀；如用炙药机，将米醋倒入贮液灌中，将需炙制的中药饮片投入炙（炒）药筒内，启动炒筒正转按钮和高压泵，打开辅料喷淋装置的喷嘴，喷入规定量的辅料，通过（炒）药机的转动，使辅料与中药拌匀，关闭电机。稍焖，使米醋吸尽。每 100kg 净饮片用米醋量见附表 6。

附表 6 醋炙中药饮片加醋量

品名	用醋量/100kg	品名	用醋量/100kg
三棱	15kg	甘遂	30kg
醋柴胡	20kg	醋莪术	10～20kg
狼毒	30kg		

打开电源开关，设定温度、炒制时间。

启动炒筒正转按钮（逆时针方向），打开燃烧器开关，启动除尘设备。

将米醋拌匀闷润的饮片投入炒药机的滚筒内或炙药机的锅内，用文火炒至规定的程度（见附表 7）。

附表 7　　醋炙中药饮片炮制程度

炮制品	炒制程度
醋三棱	表面色变深
甘遂	炒至微干
醋柴胡	表面色变深
醋莪术	表面色变深
狼毒	表面色变深

当炒至设定时间和规定程度时立即关闭燃烧器电源，然后关闭电机；燃烧机及电机停止运转后，再启动“反转”，转筒出料于容器内；如使用炙药锅则先拔出定位插销，转动手轮，使炙药锅倾倒，直至药物全部倒出。

将醋炙后的饮片在垫有不锈钢的场地或容器内摊晾。

关闭电机、烟道风口、除尘设备。

摊凉后将炙制的饮片装入干净的容器内，并挂上待验状态标志。

醋炙工作完成后应认真填写生产记录。

4. 盐炙工艺操作规程

加入辅料：取净饮片，在垫有不锈钢场地上摊平，加入盐水，用铁铲拌匀；如用炙药机，将盐水倒入贮液灌中，将需炙制的饮片投入炙（炒）药筒内，启动炒筒正转按钮和启动高压泵，打开辅料喷淋装置的喷嘴，喷入规定量的辅料，通过（炒）药机的转动，使辅料与中药拌匀，关闭电机。稍闷，使盐水吸尽。每 100kg 净饮片，用盐 2kg。

打开电源开关，设定温度、炒制时间。

启动炒（炙）药机正转按钮，打开燃烧器开关，启动除尘设备。

投料、炙制方法、程度：盐炙的方法有两种情况：

①将盐水拌匀闷润的饮片投入炒药机的滚筒内，用文火炒至规定程度（见附表 8）。

附表 8　　盐炙中药饮片炮制程度

品名	炙制程度	品名	炙制程度
泽泻	表面深黄色	续断、刀豆	表面色变深
小茴香	表面深黄色，香气逸出	沙苑子	表面微鼓起，香气逸出
补骨脂	表面微鼓起，有爆裂声，香气逸出	胡芦巴	表面深黄棕色，微具焦斑
益智	表面灰褐色，香气逸出	橘核	表面微黄色，微具焦斑
黄柏、关黄柏	表面深黄色，微具焦斑	杜仲	表面焦黑色，胶丝弹性差而易断

②将净饮片投入炒药机的滚筒内，先用文火炒至规定的程度（姜竹茹：表面黄色，微具焦斑；姜黄连：表面色变深），喷淋盐水，继续炒干。

当中药炒至设定时间和规定程度时立即关闭燃烧器开关，然后关闭电机；待燃烧机及电机停止运转后，再启动“反转”，转筒出料于容器内；炙药锅先拔出定位插销，转动手轮，使炙药锅倾倒，直至药物全部倒出。

将酒制后的饮片在垫有不锈钢的场地或容器内摊晾。

关闭电机、烟道风口、除尘设备。

摊凉后将炙制的饮片装入干净的容器内，并挂上待验状态标志。

炙制工作完成后应认真填写生产记录。

5. 姜炙工艺操作规程

辅料的制备：姜汁：取规定量的生姜洗净，按照《切制工艺操作规程》切片，按照《中药轧扁工艺操作规程》压榨取汁，姜渣再加生姜量1/3的水浸湿，重复压榨一次，合并汁液即可。

加入辅料：取净饮片，在垫有不锈钢的场地上摊平，加入规定量的姜汁水，用铁铲拌匀；如用炙药机，将姜汁倒入贮液灌中，将需炙制的中药饮片投入炙（炒）药筒内，启动炒筒正转按钮和高压泵，打开辅料喷淋装置的喷嘴，喷入规定量的辅料，通过（炒）药机的转动，使辅料与中药拌匀，关闭电机。稍闷，使姜汁吸尽。姜炙所用鲜姜的数量如下：

姜黄连：每100kg，用鲜姜20kg。

姜竹茹：每100kg，用鲜姜25kg。

打开电源开关，设定温度、炒制时间。

启动炒（炙）药机正转按钮（逆时针方向），打开燃烧器开关，启动除尘设备。

投料、炙制方法、程度：将姜汁拌好的饮片投入炒药机的滚筒内，用文火炒至以下规定的程度：

姜竹茹：表面黄色，微具焦斑。

姜黄连：表面色变深。

当炒至设定时间和规定程度时立即关闭燃烧器开关，然后关闭电机；待燃烧机及电机停止运转后，再启动“反转”，转筒出料于容器内；如使用炙药锅先拔出定位插销，转动手轮，使炙药锅倾倒，直至药材全部倒出。

将姜制后的中药在垫有不锈钢的场地或容器内摊晾。

关闭电机、烟道风口、除尘设备。

摊凉后将姜炙的饮片装入干净的容器内，并挂上待验状态标志。

炙制工作完成后应认真填写生产记录。

6. 药汁炙工艺操作规程

药汁辅料的制备：取制备药汁的净药材或饮片，放入锅内，加入药物3倍量的饮用水，浸泡30分钟，煎煮30分钟，取煎液。药渣继续加两倍量的饮用水，煎煮10分钟，取煎液。合并两次煎液，滤过，取滤液，即为“药汁”。

加入药汁辅料：取净饮片，在垫有不锈钢场地上摊平，加入规定量的药汁，拌匀；如用炙药机，将药汁倒入贮液灌中，将需炙制的中药饮片投入炙（炒）药筒内，启动炒筒正转按钮和高压泵，打开辅料喷淋装置的喷嘴，喷入规定量的辅料，通过（炒）药机的转动，使辅料与中药拌匀，关闭电机。稍闷，使药汁吸尽。药汁炙所用药汁辅料数量为：

吴茱萸　每100kg，用甘草6kg（加水煎汁18～20kg）。

打开电源开关，设定温度、炒制时间。

启动炒（炙）药机正转按钮（逆时针方向），打开燃烧器开关，启动除尘设备。

投料、炙制方法、程度：将药汁拌好的饮片（吴茱萸）投入炒药机的滚筒内，用文火炒干。

当炒至设定时间和规定程度时立即关闭燃烧器开关，然后关闭电机；待燃烧机及电机停止运转后，再启动“反转”，转筒出料于容器内；如使用炙药锅先拔出定位插销，转动手轮，使炙药锅倾倒，直至药材全部倒出。

将药汁炙后的中药在垫有不锈钢的场地或容器内摊晾。

关闭电机、烟道风口、除尘设备。

摊凉后将炙制的药物装入干净的容器内，并挂上待验状态标志。

炙制工作完成后应认真填写生产记录。

（八）筛制车间

筛制主要是筛去加工炮制过程中所形成的药屑和杂质，从而提高饮片的质量。

筛制车间主要设备有风选机、筛药机等。

筛制工艺操作规程

启动筛药机按钮，空载运转正常后，在出料口放好接料容器，或直接在出料口用包装袋接料。过筛后的中药饮片不能直接接触地面。

启动输送机，用铲子均匀地将饮片放入输送机上，由输送机将中药饮片输送到筛子的上端（无输送机的直接用铲子均匀地将中药饮片放入筛子上端）。

接料容器或直接包装袋盛满后立即更换空的接料容器或直接包装袋。

筛药时发现少量无法筛去的杂质，应随时捡去；无法拣去的应立即停止筛药，向质检人员或保管员报告。

筛制完成后，关闭输送机和筛药机，切断电源。

在盛药容器上挂上待验状态标志。

筛制工作完成后应认真填写生产记录。

（九）包装车间

包装车间主要对饮片进行内包装，其主要工艺流程见附图13。

包装车间主要设备有封口机、药品包装机。

包装工艺操作规程

打印标签：根据生产记录和所须包装的规格打印或手写标签。标签的内容有品名、规

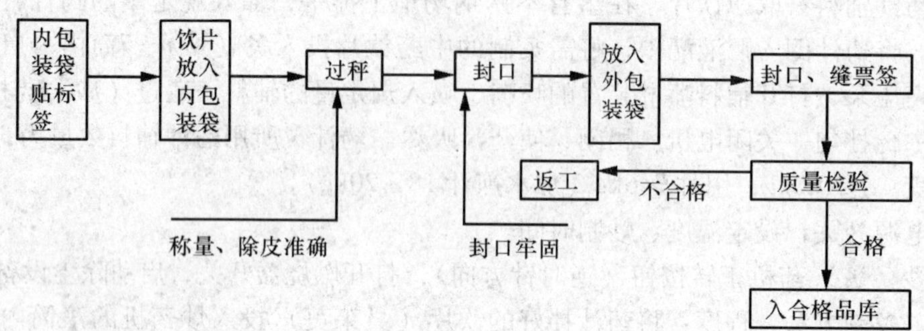

附图 13　包装工艺流程图

格、数量、产地、批号、生产日期。

贴标签：塑料袋包装的将打印好的标签贴在包装袋的规定位置上。

装包：将所需包装的物料进行核对无误后将中药饮片放入相应的包装袋内。根据需要，一般为 1kg 包装，也有根据医院配方需要的小袋包装。封口后需再装入编织袋内。

称重：先接通电源，打开电子秤的开关，待电子秤置零后，将中药饮片放在电子秤的中间，按照规格的重量称重。中药饮片的净重量不得少于规定重量，并不得多于规定数量的 2%。称完后关闭开关，切断电源。

封口

①塑料袋的封口：接通封口机的电源，打开开关，预热灯亮后，将需封口的包装放在封口机的夹子中间，下踩踏板，工作灯亮并又息灭，松开踏板移开包装袋；全部需封口的饮片包装封口完毕后关闭开关，切断电源。

②编织袋的封口：穿好缝包机的线，接通电源，打开开关，把标签放在封口的地方，用缝包机将编织袋口和标签一起缝牢。封口完毕关闭开关，切断电源。

包装工作完成后应认真填写生产记录。

二、毒性中药饮片生产线

需要在毒性中药饮片生产车间操作的主要是毒性药材、麻醉药材（罂粟壳）。特殊药品关系到人身的安全，在生产过程中必须加强管理，严防与其他中药发生混淆。其生产工艺流程见附图 14、附图 15、附图 16。

附图 14 毒性中药饮片生产工艺流程主要适用于制川乌、制草乌、制天南星、制半夏、制关白附、制甘遂等生产。生产后的成品入普通中药饮片成品仓库。

附图 15 毒性中药饮片生产工艺流程主要适合于马钱子、红娘虫、青娘虫、斑蝥生产。制马钱子入普通中药饮片成品仓库，炮制后的红娘虫、青娘虫、斑蝥入毒性中药饮片成品库。

附图 16 毒性中药饮片生产工艺流程主要适合于生川乌、生草乌、生南星、生半夏、生关白附、生甘遂、洋金花、生巴豆等生产。

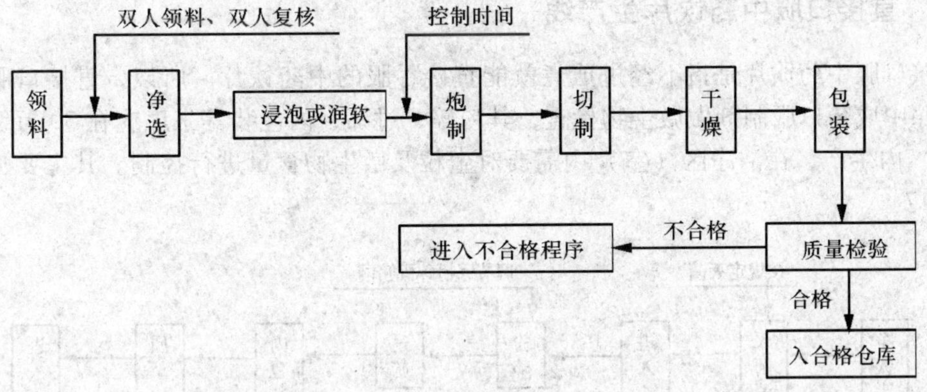

附图 14　毒性中药饮片生产工艺流程图（1）

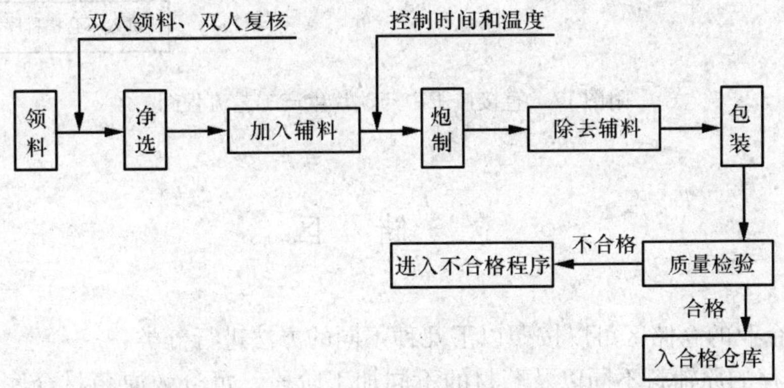

附图 15　毒性中药饮片生产工艺流程图（2）

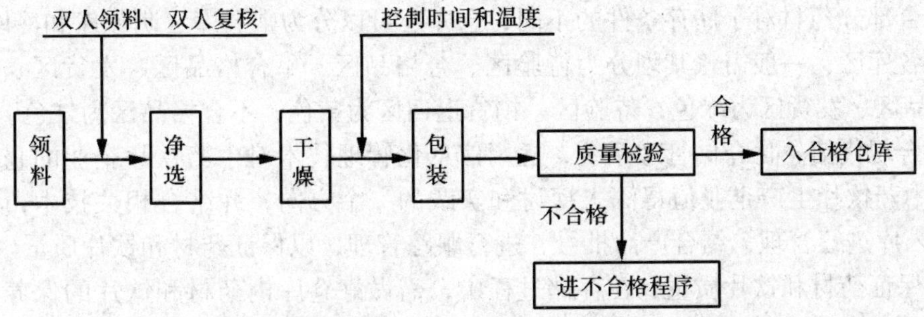

附图 16　毒性中药饮片生产工艺流程图（3）

三、直接口服中药饮片生产线

直接口服中药饮片是指不经过煎煮就能直接吞服的中药饮片。所以，直接口服中药饮片需按照中成药口服制剂做微生物检查，其粉碎、过筛、内包装等工序应在30万级的洁净区（室）内生产，在洁净区（室）内需要对尘粒及微生物含量进行控制。其主要工艺流程见附图17。

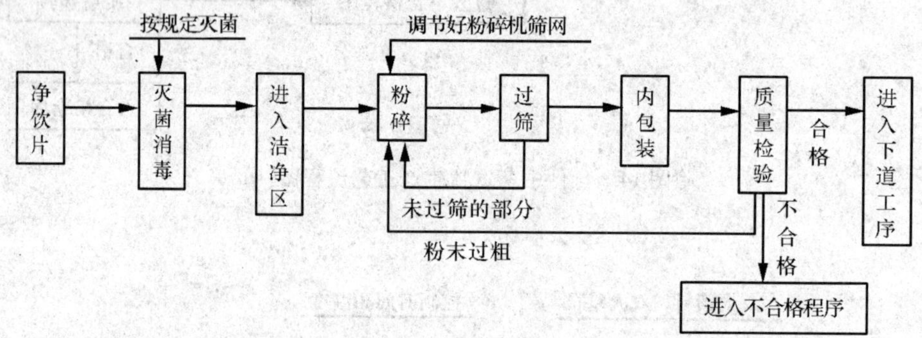

附图17　直接口服中药饮片生产工艺流程图

仓　储　区

中药饮片企业的仓储区可以按照以下几种不同的方法进行分类：

1. 按照贮存的原辅料不同以及药材的不同加工阶段，可分为原药材仓库、中药饮片仓库、辅料仓库和包装材料仓库。

2. 按照药材的性质，原药材和饮片仓库包含普通药材仓库、贵细药材仓库和毒性药材仓库。

3. 结合部分药材对于储存条件的不同，仓库还可以分为常温库、阴凉库和冷库。

4. 在各库区，一般需将其划分为待验区、合格品区、不合格品区、发货区、销货退回区。合格品区、发货区为绿色，待验区、销货退回区为黄色，不合格品区为红色。

5. 结合现代信息化仓储管理系统，运用信息化管理技术对中药饮片企业的仓储进行管理是现今中药饮片生产企业值得深入探讨和实践的一个方向，并结合相关技术，对药材和饮片的出入库进行管理，结合产品批号，进行跟踪管理，以保证药材和饮片质量。

6. 为保证药材和饮片质量，在存储过程中，需做好仓库内药材和饮片的保养和养护工作，以避免出现药材和饮片产生质量变异。

质 控 中 心

在中药饮片的生产过程中，质量控制主要是通过对原药材和中药饮片生产过程的质量管理和质量检验来加以控制的。质量管理主要检查中药饮片生产的全部过程是否符合规定，质量检验是检查物料和生产的结果是否符合规定。因此，中药饮片厂质控中心下设质量管理部、质量检测中心。

一、质量管理部

中药饮片企业质量管理人员负责本企业从物料的购进、生产、贮存、销售等环节的质量管理，使各环节符合国家有关法规和企业文件的规定。质量管理人员的主要任务是：

1. 对供应商的审核

凡对本企业提供物料的供应商，质量管理人员应对其合法性进行审查，审查合格后才能采购物料。

审核和评估的对象：中药材供应商、辅料供应商、包装材料供应商。

审核的资料：

许可证　药品生产企业的《药品生产许可证》复印件，药品经营企业的《药品经营许可证》复印件，食品生产或经营企业的《卫生许可证》复印件，包装、标签印刷企业的《印刷经营许可证》复印件。

营业执照　除自产自销中药材外的供应商所提供的《营业执照》复印件。

法人委托书　除法人代表外的销售代表所提供的《法人委托书》。

身份证复印件　每个销售人员提供的身份证或身份证复印件。

审核的内容：

许可证、营业执照、法人委托书上的企业红印章、经营范围、有效期；身份证复印件的有效期。

审核的程序：

先由采购人员收集供应商的有关资料，填写《供应商审核表》，交质量管理部门；质量管理部门对供应商提供的资料进行审核，合格后交企业质量主管批准。

2. 物料的管理

对物料的管理是指对采购、入库验收、储存、发放、使用过程的质量管理。

3. 生产过程的管理

对每个工序操作检验管理，以保证按照工艺规程、标准操作程序进行生产。如对物料平衡进行检查，如物料平衡超出规定限度，应查明原因，在做出合理解释、确认无潜在质量事故后，方可按正常产品处理。

对人员、设备、场地、容器的清洁管理，确保生产过程符合卫生管理规程要求。

4. 中药饮片放行审核

质量管理部门对中药饮片放行前进行审核。审核内容包括：配重、称重过程中的复核情况；各生产工序检查记录；清场记录；中间产品质量检验结果；偏差处理；成品检验结果等。经审核合格后，中药饮片才能放行。

5. 不合格品的处理

不合格品是指经省市药品检验所及本企业检验后判定为不合格的物料、中间产品和成品。

对不合格品进行监控，做到不合格的物料不准投入生产，不合格的中间产品不得流入下道工序，不合格的饮片不得出厂。

出现不合格品应督促生产、保管人员，将不合格品放置不合格库（区），挂上红色不合格标志，做好记录。

不合格品在质量管理人员的监督下做销毁处理，并做好销毁记录。不合格品不得销售，不得内部处理。

6. 毒性中药的监控与管理

质量管理人应对毒性中药的出入库、生产、储存、运输等过程实行全程监控，确保毒性中药的安全。

二、质量检测中心

1. 质量检验人员（QC）的配备

按照中药饮片 GMP 的规定，对从事质量检验的人员虽然在学历上没有明确的规定，但具有相应的知识和技能的要求：

熟悉检验理论知识：检验理论知识主要有：无机化学、有机化学、分析化学、中药化学等理论知识。

掌握相关质量标准：与中药饮片生产有关的质量标准主要有：《中华人民共和国药典》，各省、自治区、直辖市药品监督管理部门编写的《中药炮制规范》和《中药材质量标准》，国家食品药品监督管理局制定的《进口药材质量标准》。

实际检验操作技能：对相关质量标准中规定的各种检验方法和检验仪器会操作。

经验鉴别能力：中药的经验鉴别是指用眼看、手摸、鼻闻、口尝、水试、火试等方法来鉴别中药的真伪优劣。具有简便、快捷、量大的特点。但经验鉴别对中药成分含量较难把握，经验鉴别的能力也需要经过长期工作的积累。

2. 主要检验仪器和设施的配置

根据规定，检验人员应对物料、中药饮片质量标准中规定的检验项目进行全检。因此，应按照检验项目中所需的检验仪器和设施进行配备。

精密仪器室：精密仪器室要求防震、防尘、避光、安装空调。配置的仪器有高效液相色谱仪、气相色谱仪、原子吸收分光光度计、紫外－可见分光光度计、薄层扫描色谱仪。主要用于含量测定，重金属及有害元素、有机氯农药残留量的检验。

天平室：天平室要求防震、防尘、避光、安装空调。主要配置分析天平。

化学检验室：配置玻璃仪器、检验用的提取设备、试剂、试药及普通仪器等。

高温设备室：配置箱式电阻炉（马福炉）、烘箱等，供检查灰分、水分等。

生物测定室：建立菌检室和缓冲间，并在菌检室和缓冲间之间设传递窗。配置空气灭菌设施、高压灭菌锅、菌检操作台、霉菌培养箱、生物安全净化工作台等。

3. 制定企业质量标准和检验操作规程

质量标准：中药饮片生产企业应根据《中华人民共和国药典》，各省、自治区、直辖市药品监督管理部门编写的《中药炮制规范》等质量标准，制定本企业的质量标准。企业质量标准应符合和达到国家和省级中药质量标准，各项质量指标必须等于或高于国家和省级中药质量标准。质量标准一般可分中药（包括中药材、中间产品、中药饮片）质量标准、辅料质量标准、包装材料质量标准等。其中中药质量标准主要内容有：来源、性状、鉴别、检查、含量测定、注意、贮藏、各生产工序的操作要求和中间产品的质量标准。

检验操作规程：检验操作规程是在质量标准的基础上，用以规定检验操作的通用性文件或管理办法。具体内容有：检验所需的仪器和设备、对照品和对照药材、试剂和试药、各检验项目的操作程序和操作要求等。

4. 质量检验

抽样：取样前，应注意品名、产地、规格等级及包件式样是否一致，检查包装的完整性、清洁程度以及有无水迹、霉变或其他物质污染等情况，详细记录。凡有异常情况的包件，应单独检验。在抽样时，总件数不足 5 件的，逐件取样；总件数在 100 件以下的，取样 5 件；100 ~ 1000 件，按 5% 取样；贵重药材，不论包件多少均逐件取样。将抽取的样品混合拌匀，按对角线法取供试品。供试品的量一般不得少于检验所需用的 3 倍。即 1/3 供检验室分析用，1/3 供复核用，其余 1/3 留样保存，保存期至少 1 年。

检验项目：性状、片型、鉴别、检查、含量测定、浸出物等。

①性状：鉴别的内容有：形状、大小、颜色、表面特征、硬度、折断声音和粉尘飞出情况、断面或切面特征、气味。

②片型：中药饮片的片型主要有片、段、块、丝等。主要检查片的厚薄、段的长短、块的大小、丝的宽窄。

③鉴别：主要鉴别项目有显微鉴别和薄层色谱、水试、火试及其他理化鉴别。

④检查：主要检查碎屑、水分、杂质、总灰分、酸不溶性灰分、膨胀度、重金属及有害元素、有机氯农药残留量、不应有的成分等。

⑤含量测定：分为单一成分的测定和挥发油测定。单一成分测定分为有效成分和有毒成分的测定，有效成分一般规定含量的最低限度，有毒成分则规定最高限量。

⑥浸出物：是一种混合成分含量的测定。

⑦卫生学检查：直接口服中药饮片要进行细菌总数、霉菌总数、活螨、大肠杆菌、沙门菌等的检查。其他中药饮片目前还没有卫生学检查。

⑧包装：包装可使中药饮片不受污染，防止外界的潮气、害虫侵入，便于运输和贮存。

真空包装、无菌包装可防止微生物和害虫的滋生与侵入。检验时要检查包装的牢度、封口、印刷等情况。中药饮片的包装上必须印有或贴有标签。标签上须注明中药饮片的品名、规格、产地、生产企业、产品批号、生产日期。实施批准文号管理的中药饮片应注明批准文号。

5. 留样观察

留样观察是测试中药稳定性的一种方法。中药材和中药饮片一般进行留样观察。通过留样观察，确定中药饮片的储存期限。留样室应设置常温留样室（温度在0℃～30℃）和阴凉留样室（温度不超过25℃），需阴凉储存的中药在阴凉室留样，在常温库储存的中药应在常温室留样。留样室的温湿度尽量按照仓库的温湿度条件。留样后需定期观察，观察的时间应根据样品变异情况确定，观察后做好记录。

6. 建立标本室

中药标本室需收集中药材和中药饮片的正品、伪品、地区习用品，以便在检验时作对照。